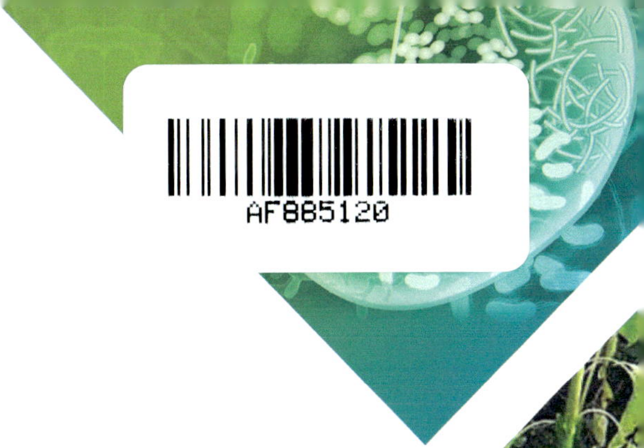

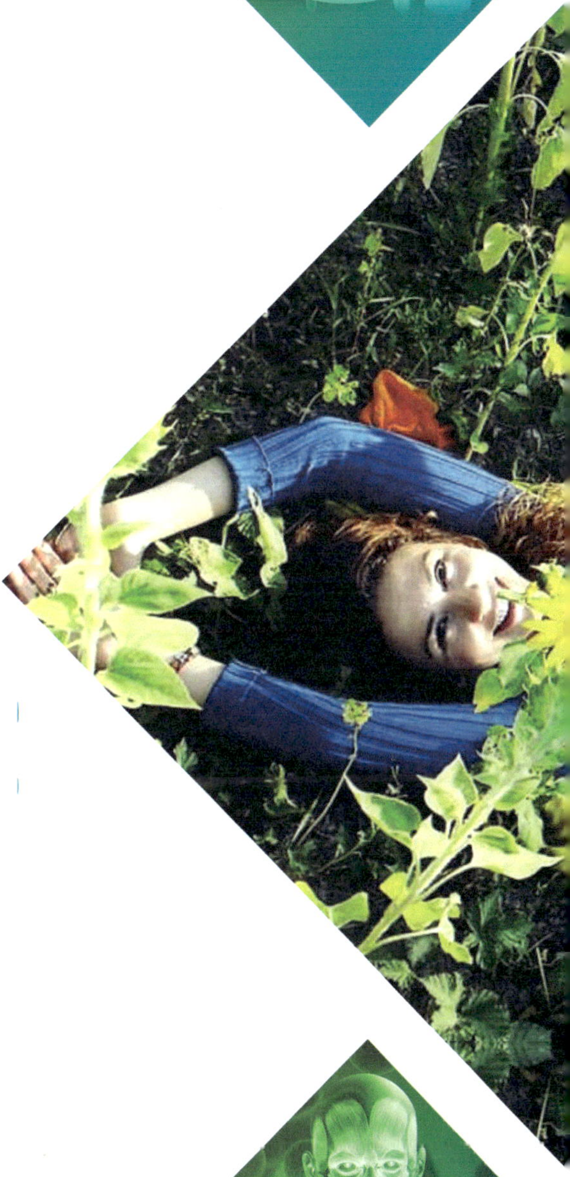

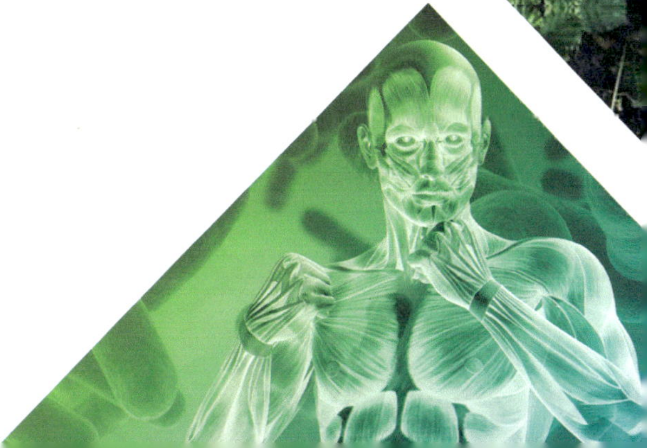

SANDRA RANGEL (MD)

NUESTROS **AMIGOS** INVISIBLES

Un microbioma óptimo es la llave para una vida de Salud y Bienestar

EDITORIAL OVEJA NEGRA

Rangel, Sandra Jimena
Nuestros amigos invisibles : un microbioma óptimo es la llave para una vida de salud y bienestar / Sandra Rangel. -- Edición José Vicente Katarain. -- Bogotá : Editorial Oveja Negra, 2018.
174 páginas : ilustraciones ; 16 x 23 cm. -- (Colección nuestros amigos invisibles)
ISBN 978-958-06-1386-2
1. Microbioma 2 Nutrición 3. Salud 4. Microorganismos - Uso terapéutico I. Katarain, José Vicente, editor II. Tít. III. Serie
613.28 cd 21 ed.
A1592500

CEP-Banco de la República-Biblioteca Luis Ángel Arango

1ª edición: Abril de 2018

Preparación Editorial: Lady Tatiana Olarte

Impreso por Periodicas S.A.S
Impreso en Colombia – Printed in Colombia

ISBN: 978-958-06-1386-2

CONTENIDO

ACERCA DE MI
Y DE MI ENTRENAMIENTO

Me gradué de la universidad El Bosque (Bogotá, Colombia) como Doctora en Medicina. En principio, creí que al ser médica tenía noción de lo que significa ser saludable, cuidaba de mi cuerpo, ejercitándolo y comiendo lo que consideraba sano. Sin embargo, unos años después, en Diciembre del año 2006 fui diagnosticada con cáncer en la cuerda vocal izquierda, el cual ya estaba en estado tres. Lo primero que pensé era que no era cierto, me preguntaba cómo me puede pasar esto si soy médica, no fumo y tengo hábitos "saludables".

El primer paso a seguir era comenzar el tratamiento tradicional, el cual comencé en enero del año 2007, en el Hospital Memorial Sloan Kettering en New York. El tratamiento consistía en seis meses de quimioterapia y aproximadamente 37 sesiones de radioterapia. Durante ese tiempo también comencé a leer acerca de la relación entre los alimentos y el cáncer e inmediatamente empecé a consumir alimentos orgánicos, suspendí todo aquello que fuera artificial como bebidas, endulzantes etc. Siendo ya creyente puse mi vida y mi salud en las manos de mi Dios, Yahveh. Tres meses después de iniciado el tratamiento, es decir en la mitad del tratamiento, me encontraba orando y recibí una palabra de sanidad en la Biblia: "Puedes ir en paz, que tu fe te ha sanado" y como confirmación de que esto era real, pedí en oración que se suspendiera el tratamiento y milagrosamente, por razones medicas el tratamiento fue suspendido.

Mi deseo por obtener más conocimiento acerca de la influencia de la nutrición en el desarrollo del cáncer se acrecentó aun más y me entusiasmé a estudiar en el Instituto de Nutrición Integral en Manhattan, New York, del cual obtuve el certificado como Health Coach. Luego, estudié cáncer y nutrición en la Universidad de Arizona, (Facultad de Medicina Integral) y adicionalmente obtuve otro certificado como Educadora en Salud del Instituto Hippocrates, en West Palm Beach, Florida, lugar en el que terminé trabajando y creciendo como persona y profesional.

Hippocrates Health Institute, el cual cuenta con más 57 años de experiencia en el tratamiento y la prevención de toda clase de enfermedades, ofrece tratamientos por medio de los alimentos naturales, optimizar un estilo de vida saludable y muchas terapias alternativas enfocadas en la sanación.

Han pasado muchos años desde que tuve cáncer y mi salud es perfecta. Debo señalar que las manos de mi Diosme sanaron y yo he hecho lo que está a mi alcance para mantenerme saludable.

Gracias a mi desarrollo profesional y mi experiencia vivida aprendí que la mejor manera para curar cualquier enfermedad es prevenirla.

En la actualidad, me dedico a ayudar a personas que quieren alcanzar un nivel óptimo de salud a través de métodos naturales y de esta manera prevenir la enfermedad. De igual forma, si una persona tiene cáncer o cualquier otra enfermedad y quisiera obtener tratamiento con métodos diferentes a la medicina alopática o convencional, es un placer para mi poder ayudarlos.

Viajo por el mundo dictando conferencias, haciendo seminarios y talleres para dar a conocer mi testimonio, conocimientos y experiencia.

MI ENTRENAMIENTO:

Como lo mencioné anteriormente me gradué como Médica General de la Universidad El Bosque, en Bogotá, Colombia. Posteriormente, reorienté mi carrera después pasar por un cancer de estado 3; en busca de respuestas y de una verdadera pasión, comencé a estudiar en el Instituto de Nutrición Integral en Manhattan, New York y me certifiqué como Coach en Salud Holística. Durante mi entrenamiento estudié más de 100 teorías acerca de cómo alimentarse, métodos para llevar un estilo de vida práctico e innovador, y metodologías de coaching con algunas de las personas más reconocidas en el mundo en cuanto a salud y bienestar se refiere.

Mis profesores incluyen Dr. Andrew Weil, Director del Centro de Medicina Integral en Arizona; Dr. Deepak Chopra, líder en el área de la medicina para el cuerpo y la mente; Dr. David Katz, Director del Centro de Investigación en Prevención de la Universidad de Yale; Dr. Walter Willet , Presidente del área de Nutrición en la Universidad de Harvard;

Geneen Roth, autor y experto en comer por emociones; Dr. Joel Furhman, médico especializado en prevenir y revertir la enfermedad a través de métodos naturales; y muchos otros líderes en el área de la investigación y nutrición.

Luego estudié cáncer y nutrición, programa que ofrece la facultad de Medicina Integrativa de la Universidad de Arizona, a través del Dr. Andrew Weil.

Después de trabajar por un tiempo, mi deseo de continuar aprendiendo me llevó al Instituto más reconocido en el mundo en cuanto a medicina holística se refiere, el Instituto de salud Hippocrates (Hippocrates Health Institute) en West Palm Beach, en el cual me certifiqué como Educadora en Salud y me quedé trabajando por un tiempo como parte de mi crecimiento personal y profesional.

Mi educación se ha equipado con un extensivo conocimiento en nutrición holística, coaching en salud y medicina preventiva, lo cual ha permitido desarrollar mis conocimientos y habilidades para trabajar con diferentes pacientes y ayudarlos a crear cambios que generen un estilo de vida que sea duradero.

Actualmente, curso estudios de Medicina Integrativa en el área Salud Ambiental con La Universidad de Arizona.

Para más información en:
www.sandrarangelmd.com

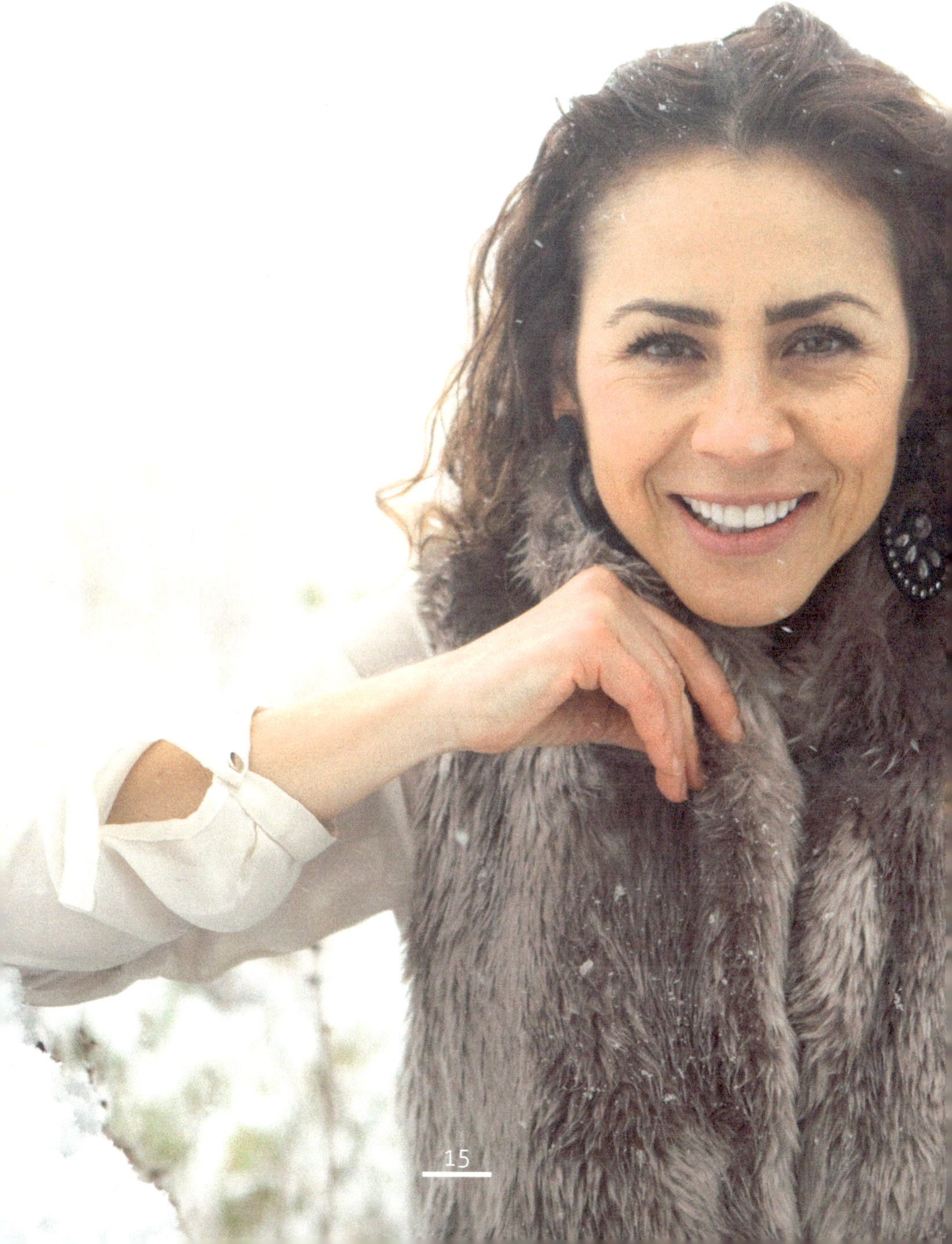

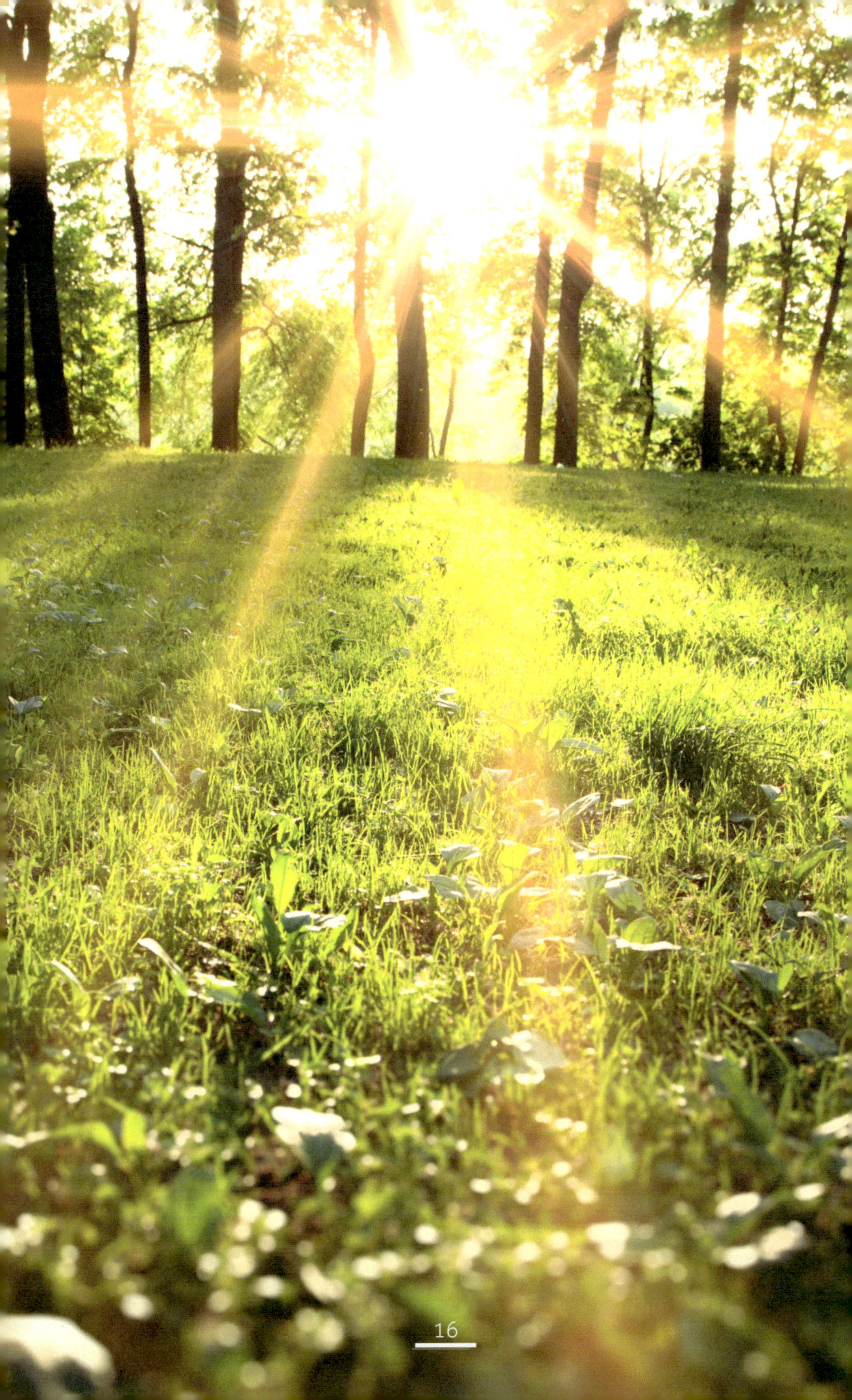

QUERIDO LECTOR:

Hoy traigo a ustedes un tema de vanguardia en la medicina holística y de vital importancia para su salud, el microbioma. Aunque durante décadas, la medicina convencional ha difundido la falsa creencia de que las bacterias son nocivas por naturaleza, hoy estos conceptos están siendo revisados y ampliamente controvertidos.

El microbioma hace referencia a los miles de millones de microorganismos que habitan en nuestro cuerpo y que son esenciales en la mayoría de los procesos que se llevan a cabo no sólo en el aparato digestivo sino en todos los sistemas del cuerpo humano.

Quien le habla es una médica que después de superar un cáncer y ver como a la medicina alopática o convencional se le sale de las manos el manejo de enfermedades complejas como la que tuve, tomé la decisión de reorientar mí práctica de la medicina y empezar a buscar las causas de las enfermedades para resolverlas, con el fin de ganar lo que llamo "salud de verdad" y no sólo ausencia de enfermedad.

Este libro no tendrá un enfoque científico, sino uno más pragmático. Aunque tendrá una parte conceptual introductoria, ante todo buscará concicntizar al lector de la importancia de cuidar de su microbioma, poniendo en práctica cambios en su alimentación y en su estilo de vida.

A través de mi propia experiencia superando el cáncer, descubrí el poder curativo de los alimentos como medicina para mi cuerpo. Mi sanidad por sobre todo vino de Dios, pero fue sorprendente para mi darme cuenta de que ciertos alimentos contribuían a mi curación, mientras que otros aliviaban muchos síntomas, y de cierta manera me permitían experimentar cierto control sobre mi cuerpo.

Como médica holística y coach de cáncer, doy consejo sobre las mejores prácticas para optimizar la salud de mis pacientes. Lo hago basada en mi propio éxito y experiencia, y considero que lo primero para empezar este camino de bienestar es restaurar el microbioma. Así que, en el momento de dar mis recomendaciones alimenticias, lo haré basada en cambiar el ecosistema interno del cuerpo y fomentar el crecimiento de microorganismos esenciales para optimizar la salud y el bienestar en general.

El propósito de este libro será informar al lector con el fin de crear conciencia de la presencia e importancia de estos seres invisibles, dar consejos básicos que se traduzcan en cambios reales en la salud y en el diario vivir. He visto mucha mejoría en el bienestar de las personas cuando ponen en práctica cambios sencillos en su alimentación y en su estilo de vida. Firmemente deseo que cuando termine de leer este libro, los empiece a implementar.

INTRODUCCIÓN

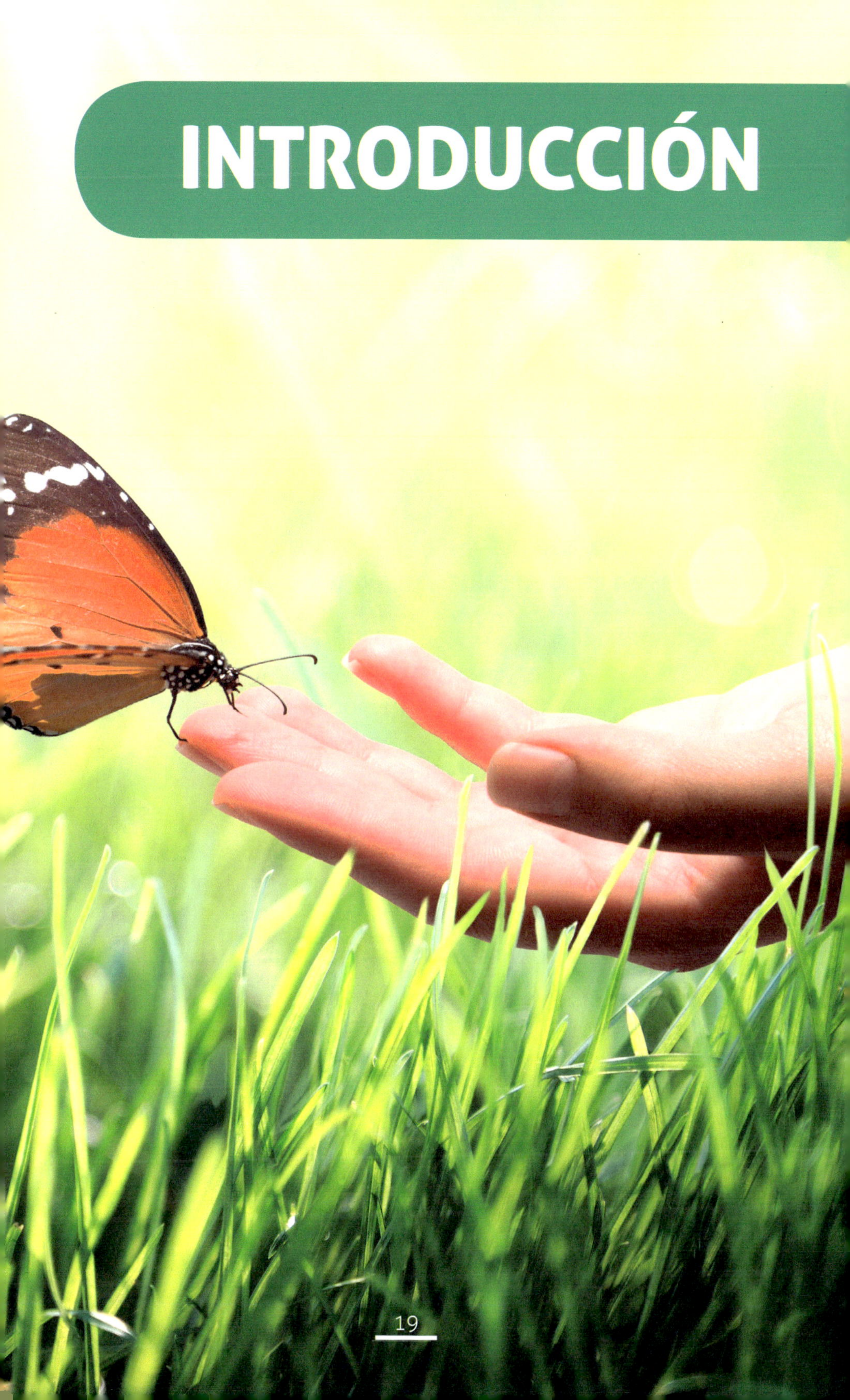

He tenido la oportunidad de hablar del microbioma en mis conferencias más recientes, ya que es un tema que está revolucionando la medicina y nuestra forma de verla. Hablar del microbioma amerita un libro único debido a los nuevos descubrimientos que aparecen día a día y al alcance de los mismos en nuestras vidas. Por ahora haré una breve reseña, con el fin de informarlos sobre los últimos avances en lo que a salud y enfermedad se refiere.

Durante décadas, la sabiduría médica convencional nos enseñó que las bacterias son intrínsecamente malas, que son las causantes de la propagación de enfermedades, incluso que no son más que seres estúpidos que necesitan ser erradicados. Puedo decirle que nada está más lejos de la verdad. En realidad, las bacterias son los grandes conductores de la vida que coordinan todo lo que vemos y que influyen en lo que somos. Se mueven dentro de nosotros, nos inspiran a través de instintos y sentimientos en nuestros intestinos, hacen que anhelemos ciertos alimentos, se comunican constantemente con el cerebro y de su bienestar depende como nos sentimos, si hay ansiedad, depresión, ira, entre otros.

Su salud es la base de nuestra propia salud y la mayoría de las bacterias tienen un efecto positivo, incluso muchas a las que la ciencia considera peligrosas, contribuyen a tener una ecología equilibrada.

Hemos entrado en un nuevo tiempo, uno que abraza completamente a estas bacterias en nuestro cuerpo, reconociendo que no sólo son inteligentes, sino una fuerza única capaz de cambiar los resultados de los diagnósticos médicos más pesimistas. Piense en esto por un momento, las bacterias tienen la asombrosa capacidad de comunicarse entre sí, unirse para un objetivo común y actuar como un solo órgano. La medicina del microbioma nos permitirá ver un nuevo punto de vista, nos dará una comprensión más profunda de la vida y de nosotros mismos.

La naturaleza revela todo lo que necesitamos saber una vez que somos capaces de ver lo invisible; los aspectos anteriormente no vistos que estaban allí todo el tiempo pero alejados de nuestro alcance. Hoy, por primera vez en la historia, podemos estudiar las bacterias de una nueva manera, una que nos da una comprensión profunda de su inteligencia y comportamiento, que las hace parte indispensable del todo.

El enfoque de la medicina del microbioma es opuesto al de aquellos que buscan recuperar la salud a través de antibióticos y medicamentos diseñados para esterilizar el cuerpo. La ciencia ha comenzado a demostrar que este tipo de ataque hostil no sólo es ineficaz, sino que puede hacer daño extremo al cuerpo por el desmantelamiento de poblaciones de bacterias indispensables para mantener nuestra salud.

Aunque quizá no experimente padecimientos graves en este momento y posiblemente no esté tomando medicamentos de ninguna clase, es importante que tenga presente que tener un microbioma disfuncional podría ser la causa de migrañas, ansiedad, estado de ánimo variable con tendencia a la depresión y negatividad, dificultad para concentrarte y trastornos que van desde el asma, autismo, alergias, sobrepeso, insomnio, problemas de memoria, problemas en la piel hasta hipertensión, ateroesclerosis, estreñimiento o diarrea crónica, diabetes e incluso cáncer.

I. RAZONES PARA CUIDAR EL MICROBIOMA

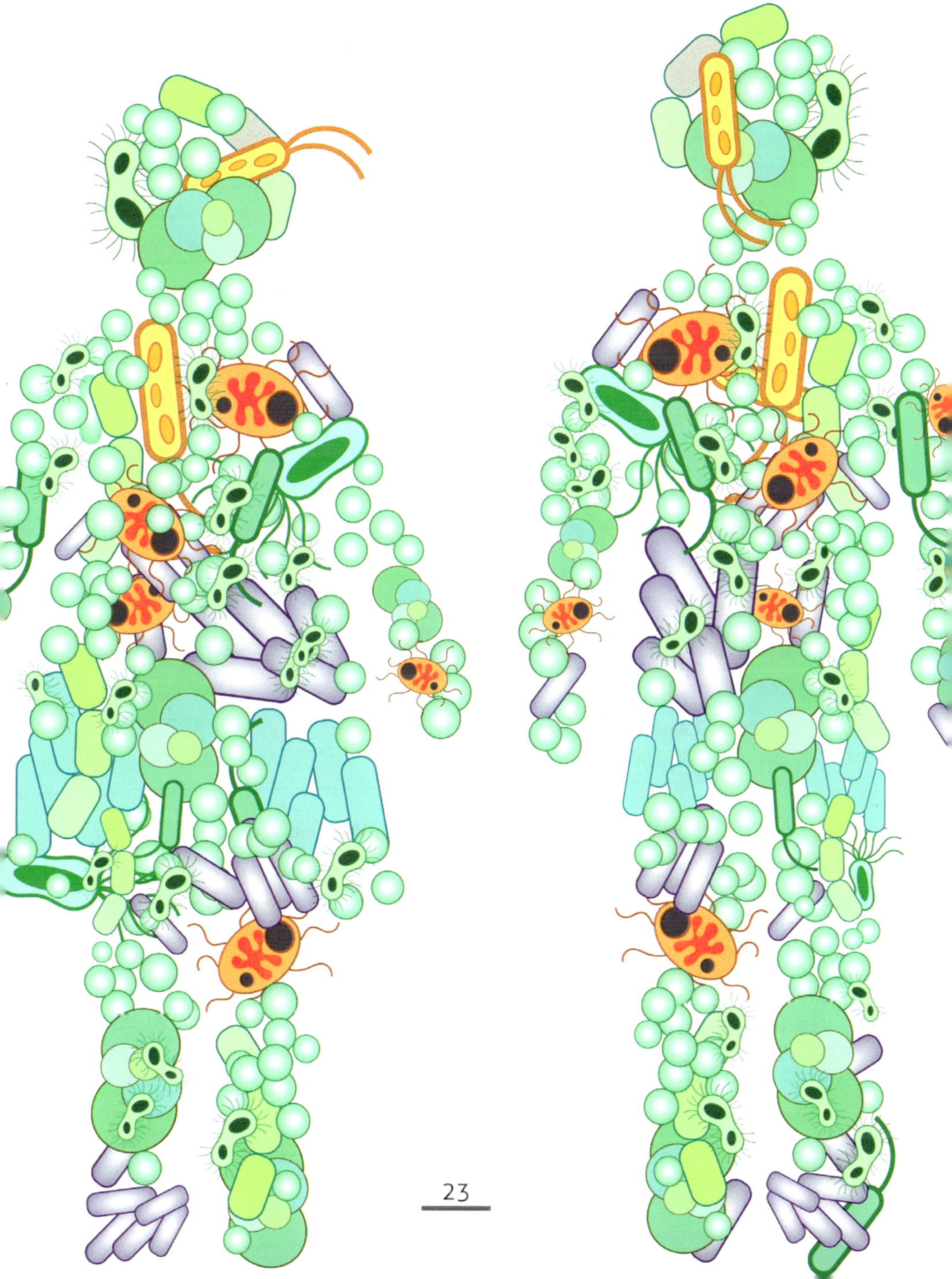

A. ¿Qué es el microbioma o microbiota?

Son colonias de varios microbios, principalmente bacterias, que residen en el intestino y en otros lugares de su cuerpo como la boca, la nariz, la garganta, las orejas, el aparato urogenital y la piel. Aunque por siglos se creyó que el cuerpo humano era estéril, hoy sabemos que en nuestro cuerpo habitan multitudes de organismos que superan en número a las células propias en una proporción de 10 a 1, existen 100 billones de microorganismos dentro y fuera de nosotros recubriéndonos, aproximadamente 10.000 especies, cada uno de ellas contiene su propio ADN, por lo que se estima que estos organismos suman alrededor de 8 millones de genes; a este ecosistema que se encuentra en nosotros y a su huella genética es al que llamamos microbioma (micro por "pequeño" y bioma para referirse a una flora que ocupa un hábitat, en este caso, nuestro cuerpo).

El microbioma influencia el sistema inmune, el aumento del nivel de azúcar en la sangre, el funcionamiento de las hormonas, el sistema cardiovascular, el sistema neurológico, el sistema respiratorio, el sistema glandular, el peso y la piel. Piense en su microbioma como su fuente interna de la juventud. Cuanto más saludable y vibrante es el núcleo, más saludable y vibrante será usted.

B. Desequilibrio en el microbioma

Ahora que ya sabemos que es el microbioma, es muy importante aprender cuales son los factores mas relevantes que lo alteran y causan desequilibrio en este ecosistema llamado microbioma. A continuación mencionaré algunos de ellos y el porque es importante que los considere a la hora de optimizar su microbioma.

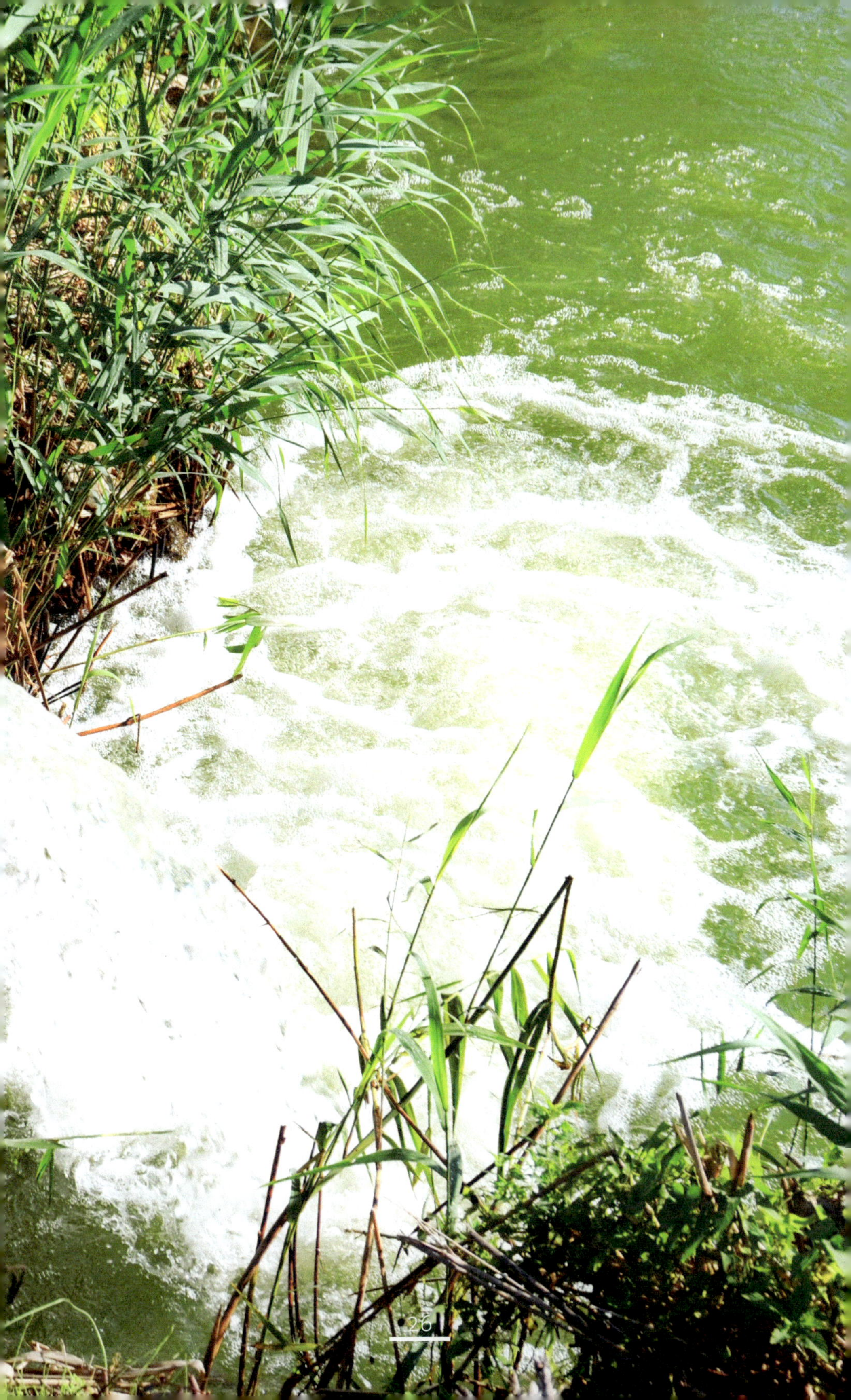

1. El agua:

Todos estamos de acuerdo en que el agua es esencial para la vida, necesitamos agua para casi todas nuestras actividades. Muchos de nosotros nos esforzamos por beber al menos 3 litros de agua al día, pero y ¿qué pasa con la calidad? El agua limpia no sólo hace la vida más cómoda, también preserva la salud humana. El acceso a agua limpia es crucial para cada familia, el problema es que no se puede confiar en el agua del grifo, ya que en su mayoría contiene sustancias muy tóxicas no solo para el Microbioma sino para todo el organismo, por esto es lo primero a revisar.

El suministro de agua en la mayoría de las ciudades alrededor del mundo contiene cloro, fluoruro, plomo y cantidades variables de minerales disueltos incluyendo bicarbonatos, sodio, calcio, magnesio, cloruros y sulfatos.

Los medicamentos recetados también se han encontrado en el agua del grifo de millones de hogares estadounidenses. De acuerdo con la Associated Press, hay una amplia gama de productos farmacéuticos en el suministro de agua municipal, incluyendo anticonvulsivos, antibióticos, estabilizadores del estado de ánimo, anticonceptivos y hormonas sexuales. También es común encontrar trazas de herbicidas, pesticidas, aluminio, hierro, manganeso, cobre y nitratos. ¿Sabe usted que la mayoría de los gobiernos en el mundo, incluyendo los EE.UU, no exigen ninguna prueba de drogas en los suministros de agua?

Así que voy a compartir con ustedes algunas razones por las que es muy importante tener un buen filtro en casa.

A. La razón número uno es eliminar el cloro:

"El cloro es el mayor de los asesinos de los tiempos modernos, mientras que se evitaba epidemias de una enfermedad, se iba creando otra. Hace dos décadas, después del inicio de la cloración del agua potable en 1904, empezó la epidemia de problemas cardíacos."- Dr. J. M. Price

"El riesgo de adquirir cáncer en personas que toman agua con cloro es 93% más que el de las personas que no consumen agua con cloro" – Dr. J. M. Price

El agua del grifo contiene a menudo más cloro que el que se recomienda para el uso en piscinas y como ya sabe el agua de una piscina no es de consumo humano.

¿Qué sucede cuando el cloro entra dentro del cuerpo? El cloro tiene un efecto de agotamiento del oxígeno en el cuerpo y esto cambia el pH del cuerpo que va desde alcalino hacia ácido. Estos efectos son perjudiciales para el sistema inmunológico de una persona y conlleva a toda una serie de posibles enfermedades; además altera el microbioma lo cual como vamos sabiendo desencadena muchos problemas de salud.

El riesgo más importante con los productos de cloro, como el dióxido de cloro, no proviene del propio cloro, sino de sus subproductos conocidos como trihalometanos (THM). Un ejemplo de THM es el cloroformo, un agente que causa cáncer. Además, el cloro se ha relacionado con causar daño neurológico y endometriosis.

Cuando usted usa un buen filtro, el cloro y otros subproductos de cloro se eliminan, esto lo protege a usted y a su familia de muchas enfermedades, incluso cáncer, especialmente cáncer de mama, cáncer de vejiga, cáncer de colon y cáncer rectal.

B. La razón número dos es eliminar el fluoruro:

"Si estas cosas salen al aire, es un contaminante, si entra en el río, es un contaminante, si entra en el lago es un contaminante, pero si entra directamente en el sistema de agua potable, no es un contaminante . Esto es increíble..." -Dr. J. William Hirzy, E.P.A.

El E.P.A. (United States Environmental Protection Agency) clasifica el fluoruro como un residuo tóxico del procesamiento de aluminio, procesamiento de uranio y fabricación de fertilizantes; pero, sin embargo, permiten que sea agregado directamente al agua para el consumo humano.

El flúor ha causado enormes problemas para el hombre desde el comienzo de los tiempos debido a los eventos volcánicos en la tierra. El fluoruro de hidrógeno liberado de eventos volcánicos o incluso de eventos meteorológicos es el principal efecto de los eventos de extinción que ha tenido el planeta. El aumento de los niveles de fluoruro está directamente relacionado con la disrupción de las enzimas necesarias para la reparación celular (glutatión en particular).

El fluoruro previene la eliminación del mercurio y otros metales tóxicos como el plomo que en los niños perjudica su aprendizaje y salud a largo plazo. En las personas de edad avanzada, acelera la aparición del cabello gris, ya que está relacionado con la acumulación de mercurio en el cuerpo. También se suma a lo anterior el causar huesos quebradizos, demencia causada por los efectos de los metales tóxicos en el cerebro, y literalmente es el inicio para las enfermedades auto-inmunes y la muerte.

"El fluoruro no es un amigo de los dientes de los niños, es un veneno acumulativo mortal, el 98 por ciento del fluoruro ingerido va derecho al hueso de los niños para interrumpir su salud de la misma manera que el Sr90 de pruebas nucleares que se temía ser causa del cáncer en los niños. El resto del fluoruro no absorbido ataca a los riñones cuando intentan filtrarlo fuera del cuerpo y excretarlo a través del tracto urinario". – Jim Phelps, ex investigador del laboratorio nacional de Oak Ridge.

El consumo de flúor entre los niños pequeños se traduce en una reducción de la capacidad del trabajo mental y menor I.Q. El agua fluorizada afecta las hormonas en el cuerpo, y por lo tanto, es una de las principales causas de las tasas de infertilidad cada vez mayor en las mujeres y hombres, y de los nacimientos prematuros. Se ha relacionado con causar osteosarcoma, que es un cáncer de hueso no muy común, envejecimiento prematuro, artritis, huesos frágiles; dientes amarillos, marrones y manchados y enfermedades del corazón.

C. La razón número tres es eliminar el plomo:

El plomo es un tóxico acumulativo que afecta a múltiples sistemas corporales y es particularmente perjudicial para los niños pequeños. Los expertos incluso indican que el plomo es una de las principales causas del trastorno de aprendizaje entre los niños, por lo que es mejor que filtre su agua potable si tiene hijos.

La exposición al plomo también puede causar anemia, hipertensión, insuficiencia renal, toxicidad al sistema inmunológico y toxicidad para los órganos reproductores. Se cree que los efectos neurológicos y conductuales del plomo son irreversibles.

La exposición al plomo se reduce grandemente porque los filtros lo quitan instantáneamente. Por lo tanto, al usar el filtro usted evitará las enfermedades causadas por esta sustancia tóxica.

D. La razón número cuatro es ayudar al medio ambiente:

Beber en botella tiene un efecto muy tóxico para el ambiente, incluso si usted tiene estas cosas recicladas, el costo de tener que procesar el material en algo reutilizable tiene una presión sobre el medio ambiente. Cuando usa un filtro, este reduce su basura y el costo de transportar el agua y así se favorece el medio ambiente a medida que se incrementa su salud. Ya que la mayoría de aguas de botella son ácidas y contienen sustancias liberadas por el plástico que son perjudiciales para la salud.

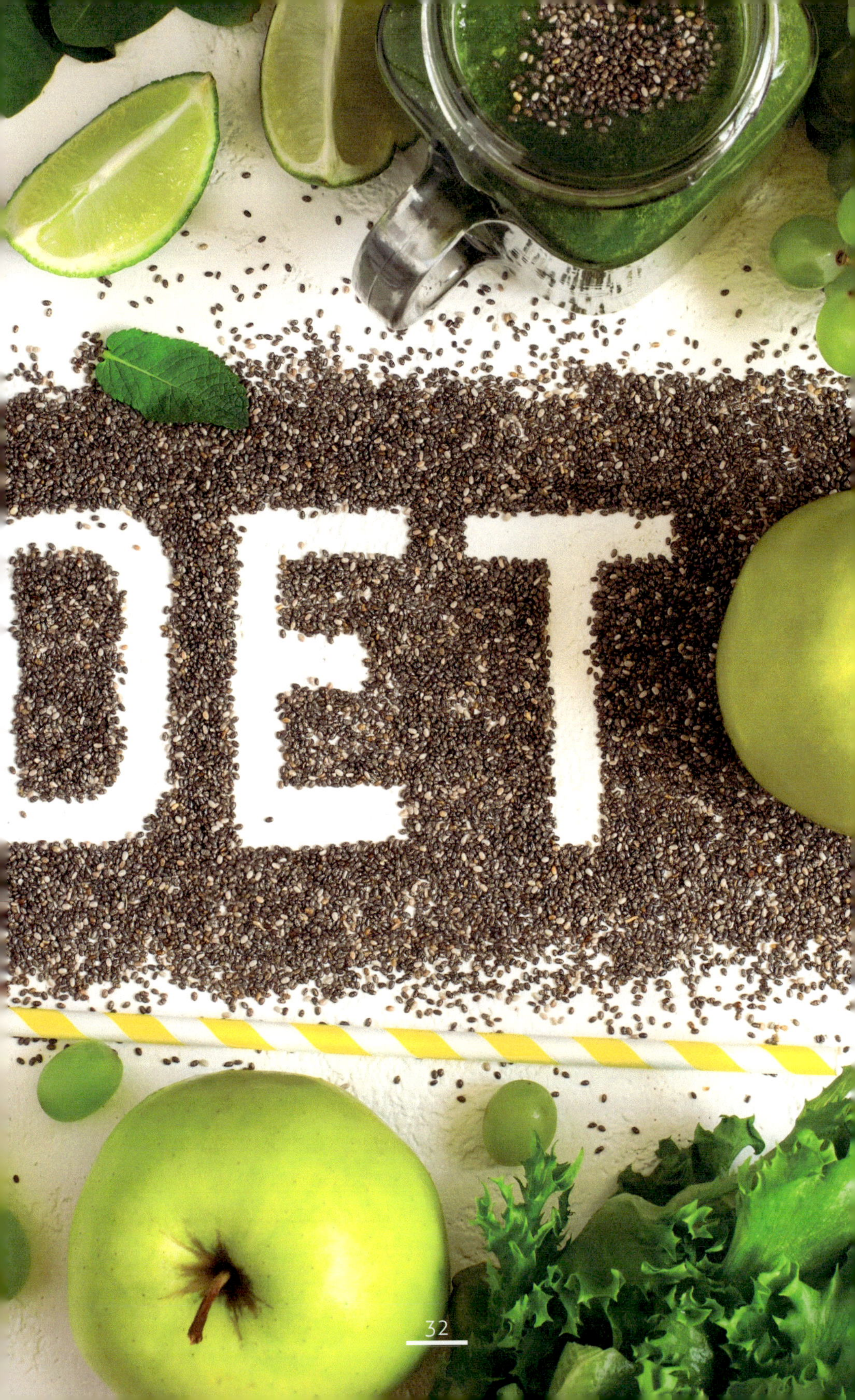
DET

E. La razón número cinco es ayudar a su cuerpo a la desintoxicación:

Piense de esta manera – cuanto más beba agua limpia, más aumenta la capacidad de su cuerpo para eliminar las tóxinas, ya que evita que 2100 diversas tóxinas que probablemente estén presentes en el agua del grifo sucio entren en su cuerpo, cuando bebe agua del grifo filtrada el hígado y los riñones funcionan correctamente y de manera más eficiente en la desintoxicación de su cuerpo.

Hay filtros muy buenos en el mercado y muchos de ellos ofrecen la posibilidad de alcalinizar el agua, que es algo fantástico y una buena manera de optimizar su salud. El agua alcalina ayuda a desintoxicar el cuerpo más rápido.

La alcalinidad aumenta la capacidad del riñón para descargar fluoruro. Con un pH de 5,5, el riñón descarga 5% del fluoruro en su sistema. Con un pH de 7,6, sus riñones descargan el 65% del fluoruro en el torrente sanguíneo. Dos estudios han demostrado que el agua alcalina puede proporcionar protección contra los efectos tóxicos de metales como el mercurio.

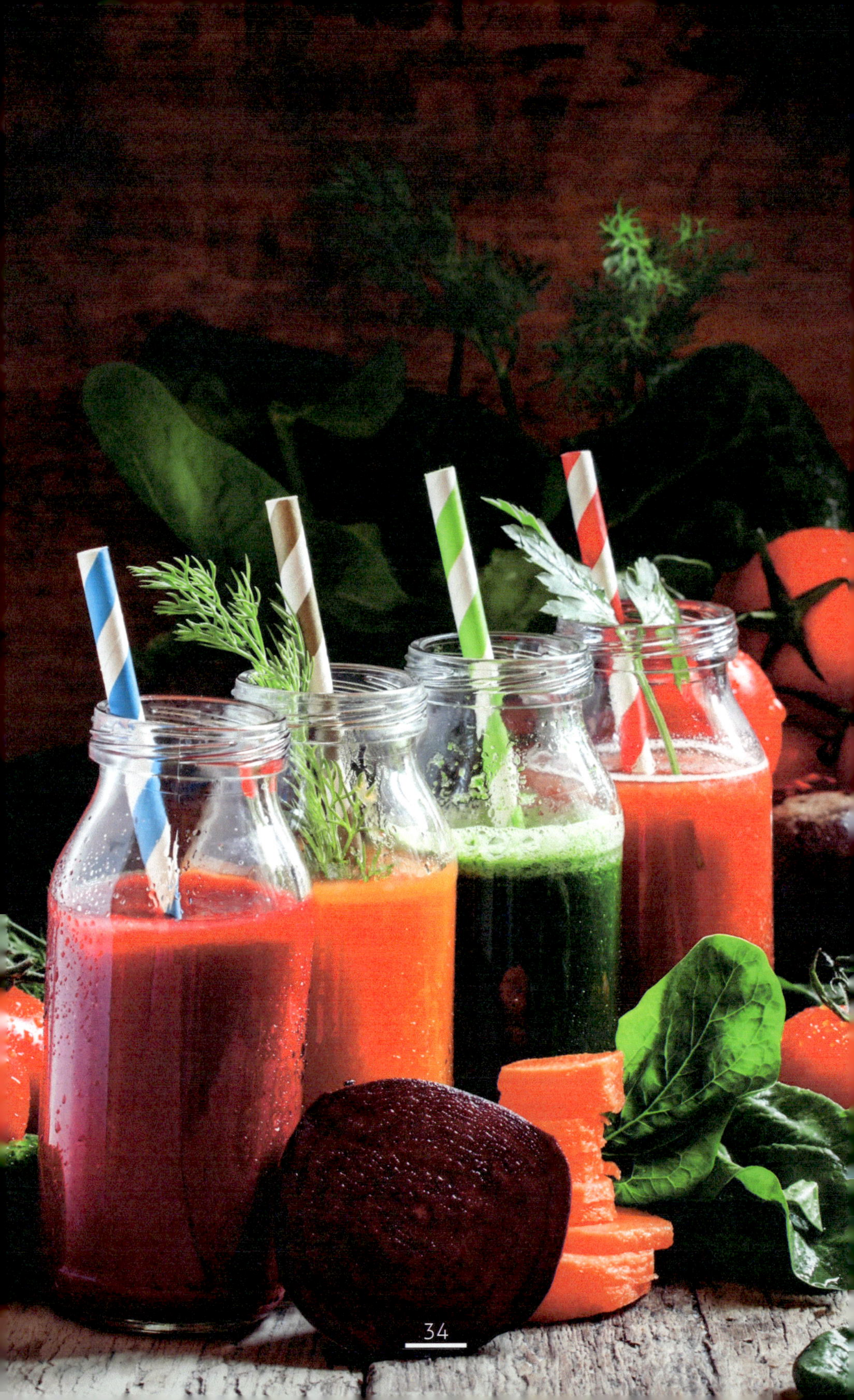

2. La dieta:

¿Has oído la expresión "Eres lo que comes"?

La idea de que la comida que ponemos en nuestro cuerpo influencia dramáticamente la salud humana no es nueva, Hipócrates, médico griego, que vivió del 460 A.C – 370 A.C, considerado "el padre de la medicina moderna", lo dijo hace muchos años "Deja que la comida sea tu medicina y que la medicina sea tu comida"; lo que comemos tiene la capacidad de modificar el estado del microbioma y por lo tanto el destino de nuestra salud.

Bíblicamente el cuerpo es templo del espíritu y yo lo creo, en mi interpretación es el vehículo que el espíritu utiliza para estar acá en la tierra y al igual que un vehículo necesita ser cuidado apropiadamente para que dure muchos años y pueda transportarnos a muchas partes. Personalmente soy muy descuidada con mi automóvil, la mayoría de veces olvido cambiar el aceite y hacerlo revisar, eso no está bien y sé que debo mejorar en esa parte, pero no hago lo mismo con mi cuerpo físico, con mi cuerpo aplico los principios que predico en este libro y en mis conferencias.

La alimentación es uno de los principios básicos para optimizar la salud y es algo que tuve que cambiar radicalmente cuando pasé por la etapa del cáncer. La evidencia demuestra que la composición de la dieta ejerce una influencia en la ecología intestinal, y por lo tanto el microbioma varía entre individuos obesos y delgados, enfermos y sanos.

A la hora de escoger la alimentación más apropiada hay muchas teorías, yo he tratado muchas dietas y estilos de alimentación, fui totalmente vegana y también crudi-vegana por largos periodos de tiempo. Hoy, creo en la bioindividualidad, hay personas que toleran ciertos alimentos pero no otros, creo en la importancia de la región geográfica en la cual se vive, creo en la importancia de los ancestros de los cuales se proviene, al decir creo no significa que las cosas no se puedan cambiar, simplemente que son factores importantes en el momento de implementar hábitos alimenticios, no creo en la rigidez ni en ser fanáticos, es muy importante ser flexibles y abrir nuestra mente a nuevas posibilidades, ya que nadie tiene la verdad absoluta, pero me atrevo a decir que si hay una verdad y es la diferencia entre los alimentos creados por Dios y los alimentos en los cuales el hombre ha intervenido (químicos, colorantes, conservantes, endulzantes etc). Este tema de los alimentos lo iré desarrollando con más detalle a lo largo de este libro.

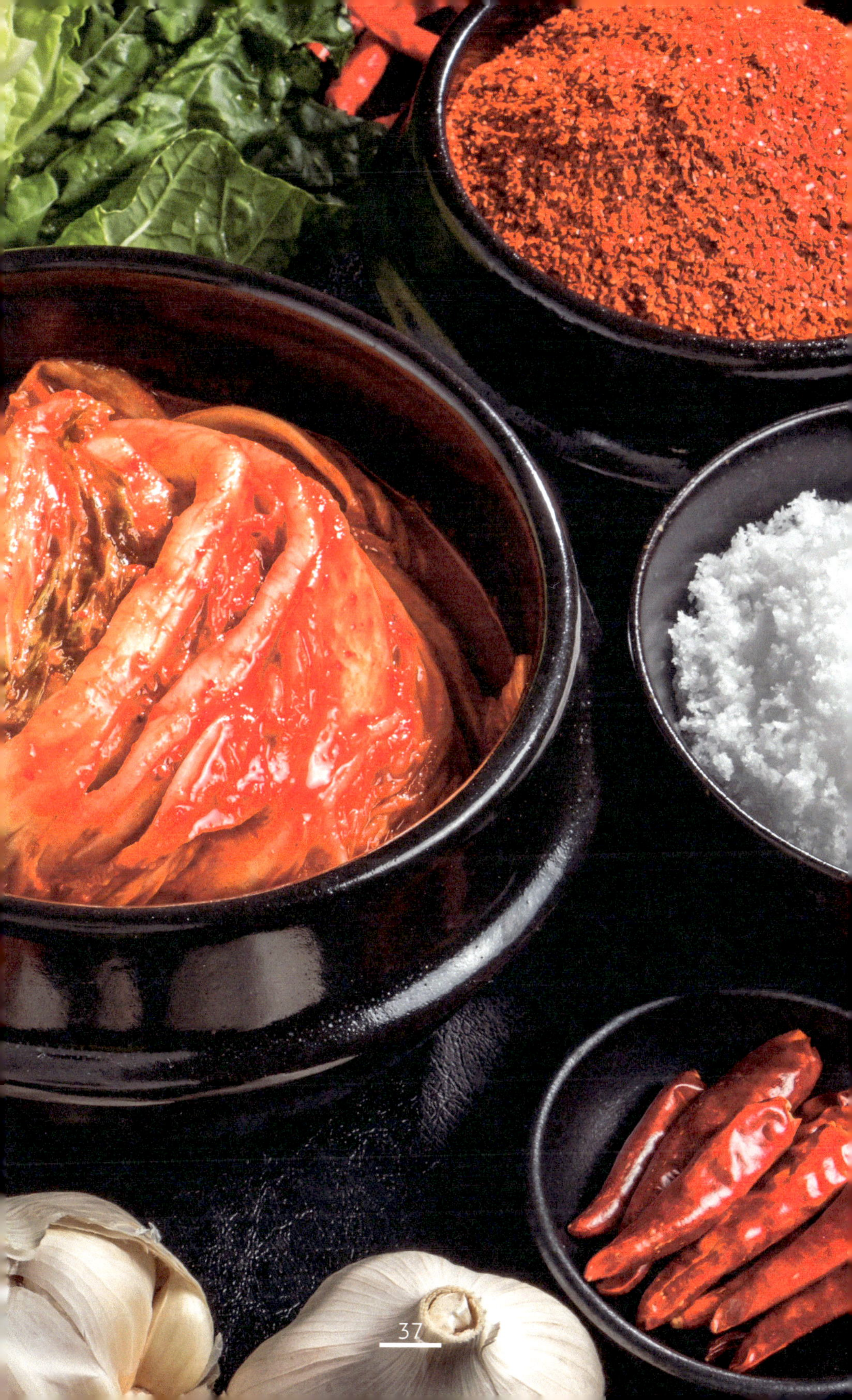

3. Dieta deficiente en fermentos:

Los alimentos fermentados son los más ricos en bacterias probióticas (es el nombre que se usa para denominar a las bacterias "buenas o mas benéficas para el humano"). La fermentación data de hace más de 7000 años, cuando empezó a hacerse vino en Persia, en ese momento probablemente no se comprendía todo lo que ocurre en este proceso, pero si se entendía que habían muchos beneficios asociados al proceso de fermentación.

La fermentación es el proceso por el cual se transforman los carbohidratos, como los azucares, en dióxido de carbono y alcoholes o en ácidos orgánicos. Requiere la presencia de bacterias, levaduras o ambas y ocurre cuando no hay oxígeno presente. El tipo de fermentación que hace que los alimentos se llenen de probióticos se conoce como fermentación láctica, en este proceso los azucares de los alimentos son convertidos en ácido láctico, en la medida que este proceso ocurre, proliferan los probióticos. La fermentación se usa mucho para hacer los alimentos más duraderos, el ácido láctico a su vez evita el crecimiento de microorganismos patógenos pues genera un ambiente muy ácido que mata las bacterias perjudiciales.

Más adelante encontrarás algunos ejemplos de alimentos fermentados, muy ricos en bacterias benéficas o probióticos.

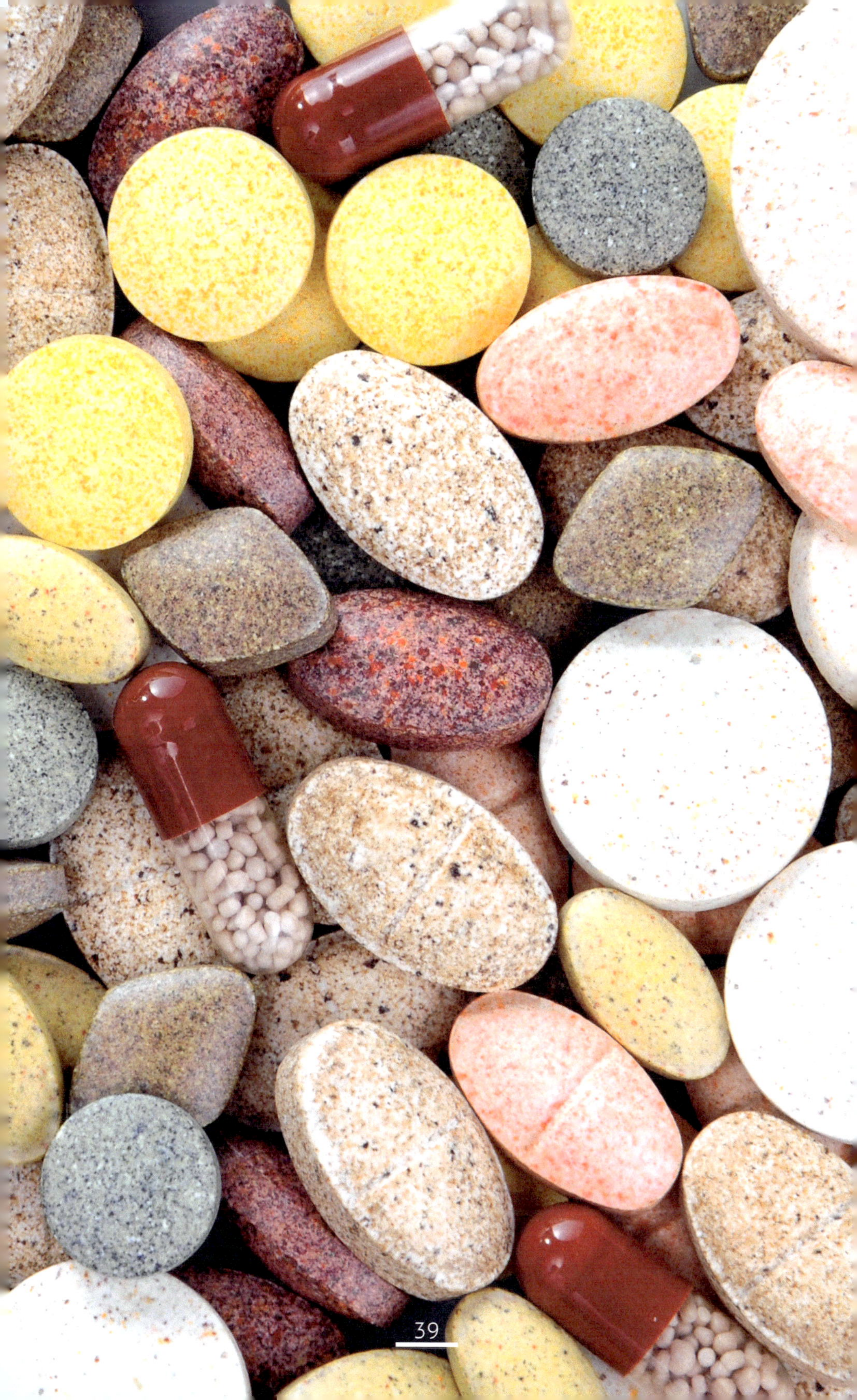

4. Los antibióticos y medicamentos:

Cuando usted toma un antibiótico, pasa a través de su aparato digestivo y mata a todas las bacterias invasoras. El problema es que también mata sus bacterias nativas, las necesarias para mantener una buena digestión, para tener movimientos intestinales regulares, y para proteger su cuerpo contra las bacterias agresivas e invasoras. Gran parte de la población desconoce que alrededor del 70% de su respuesta inmune tiene lugar en su tracto digestivo y cuando este se altera ya sea por uso de antibióticos, medicamentos o cualquier otra sustancia tóxica impacta directamente el aparato digestivo.

La Universidad de Medicina de Harvard informó que se necesitan 6 semanas para que el cuerpo se recupere de un antibiótico, durante este tiempo la persona está en un riesgo mucho más alto para que las bacterias no deseadas colonicen el tracto intestinal. La buena noticia es que, en este libro encontrará muchas cosas que pueden ayudar a evitar la interrupción de la flora intestinal.

Un microbioma perturbado por el uso de antibióticos y medicamentos causa en las personas ansiedad, menos tolerancia al dolor, irritabilidad y muchas más enfermedades.

Efectos de los medicamentos usados en quimioterapia

Típicamente, cuando se administra el agente de quimioterapia, hay irritación del intestino (mucositis) y probablemente, esto es lo que hizo que los investigadores estudiaran el microbioma de estos individuos, a continuación comparto uno de los reportes:

"En resumen, encontramos una profunda alteración del microbioma intestinal en términos de composición taxonómica y capacidad metabólica que puede explicar en parte la inflamación aguda, conocida como mucositis gastro -intestinal, observada después de la quimioterapia. Esta disbiosis es también característica de otras condiciones inflamatorias agudas y crónicas tanto en ratones como en seres humanos, lo que sugiere un papel causal para el microbioma en la mucositis gastro -intestinal inducida por quimioterapia". Dr. Perlmutter.

5. Pastillas anticonceptivas:

Los anticonceptivos hormonales pueden influir en el medio inmunológico y microbiológico de la vagina y alterar el riesgo de adquisición de infecciones de transmisión sexual (ITS) y el virus de la inmunodeficiencia humana (VIH).

6. Alcohol:

El consumo del alcohol es a menudo un tema delicado, debido a que algunas personas defienden el uso responsable de cantidades moderadas, ya que se le atribuye propiedades medicinales. Sin embargo, muchos estudios revelan un panorama negativo cuando se consume alcohol.

El alcohol es una droga, tiene un efecto narcótico en el cerebro y pone a las células del sistema nervioso en estado de suspensión.

A nivel del microbioma, investigaciones recientes sugieren que el abuso del alcohol, puede alterar su delicado equilibrio y perturbar el ambiente intestinal. No sólo el abuso de alcohol altera la microbioma del intestino, sino que puede causar la permeabilidad intestinal, también conocida como síndrome del intestino permeable, del cual hablaré más adelante. Algunos investigadores han planteado la hipótesis de que el síndrome del intestino permeable puede conducir a la translocación bacteriana.

La translocación bacteriana, es la invasión de las bacterias intestinales nativas, a través de la mucosa intestinal a los tejidos normalmente estériles y a los órganos internos. En otras palabras, es cuando las bacterias que deben estar en el intestino escapan a otras partes de el cuerpo. El consumo de alcohol altera la flora intestinal, dando lugar a síndrome de intestino permeable, que da lugar a la translocación bacteriana, la cual también permite que las toxinas del intestino entren al torrente sanguíneo y cause muchos problemas, ya que expone al hígado a muchas más toxinas llevándolo a una lesión hepática.

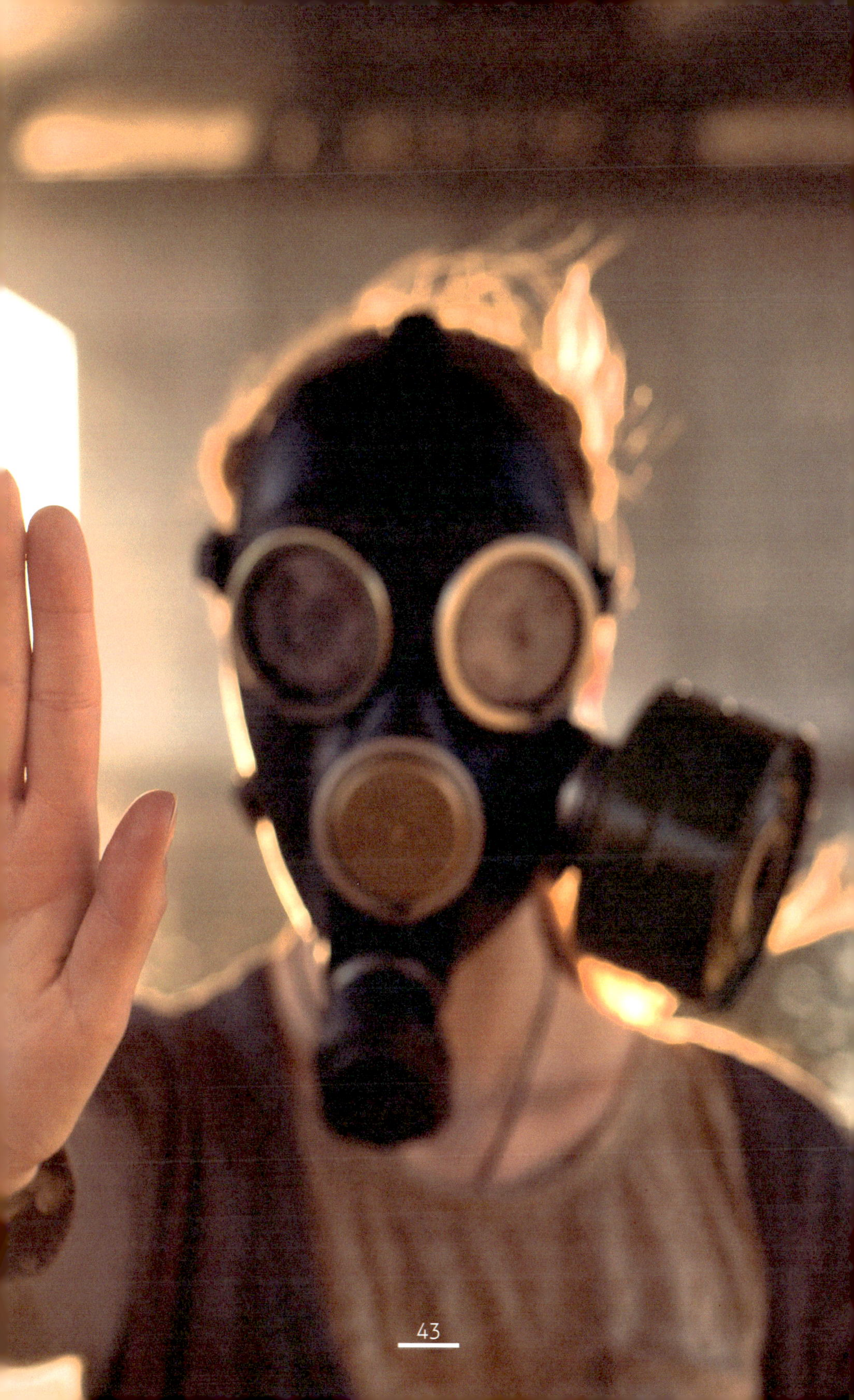

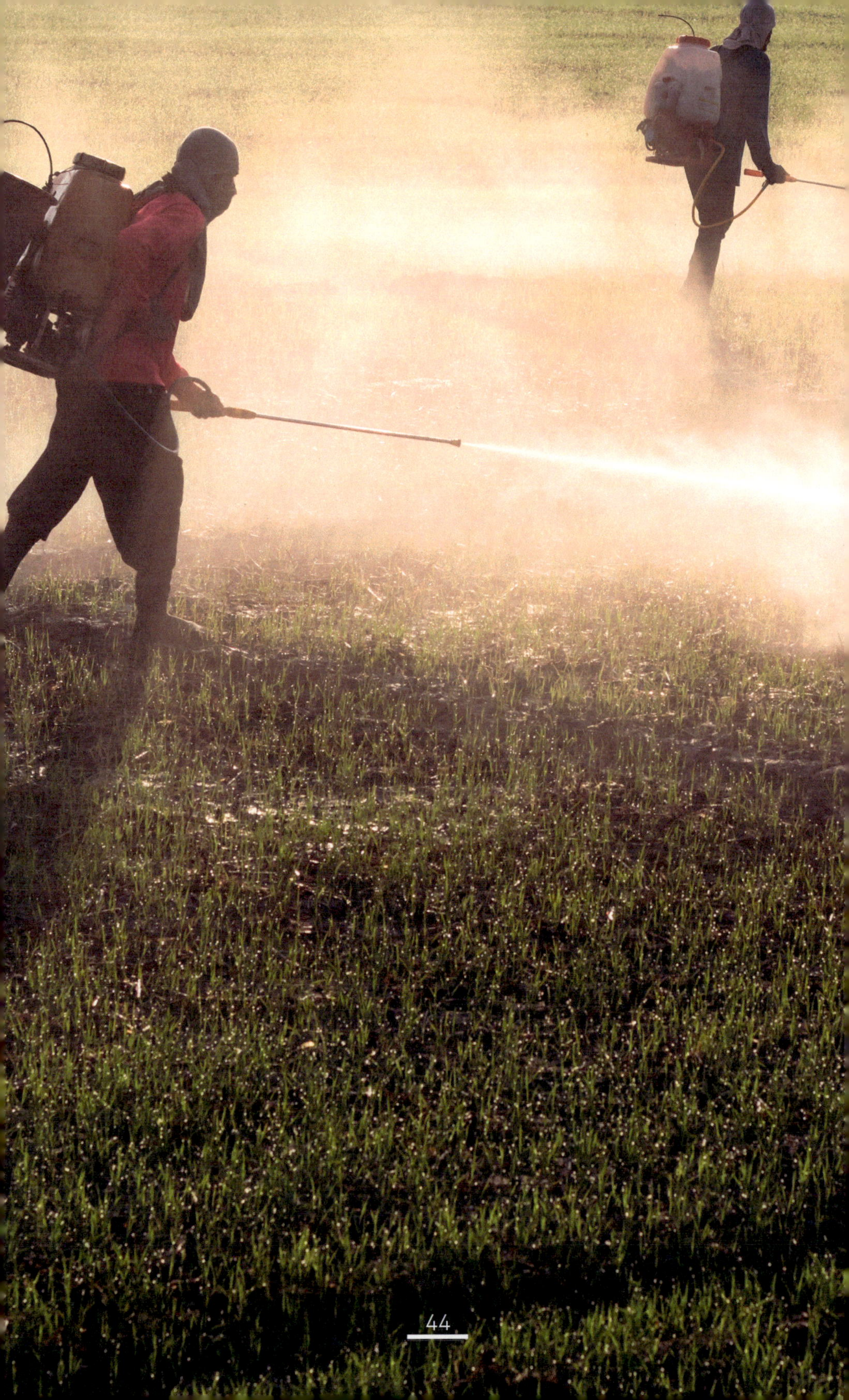

7. Obsesión con la limpieza y toxinas presentes en el ambiente, y exceso de higiene:

El medio ambiente está lleno de tóxinas potencialmente dañinas (incluyendo productos usados para la higiene personal y para la limpieza de los hogares o recintos de trabajo), lo cual genera estrés en el organismo, que evita el flujo de electrones en las células del cuerpo, lo que conduce a la muerte celular prematura y desechos celulares. Estas toxinas presentes en la mayoría de productos de limpieza matan y crean desequilibrio en el microbioma.

Las personas no tienen la necesidad de estar limpiando y aseando todo constantemente, ya que el cuerpo tiene la capacidad de eliminar los subproductos tóxicos, al igual que tiene la habilidad de eliminar las biotoxinas (toxinas producidas por bacterias patógenas), esto lo hace en un tiempo adecuado para evitar la acumulación de toxinas y congestión. Los elementos incluidos en la respuesta de desintoxicación son el hígado, el sistema inmunológico y la matriz extracelular, todos participan en el mantenimiento de el cuerpo para que no este contaminado. El hígado es el almacén de limpieza principal y necesita mantenerse en la mejor forma posible para una regulación eficiente. Las toxinas en el medio ambiente pueden provenir de muchas partes, no solo de los productos de limpieza, provienen de los herbicidas, pesticidas, los medicamentos, el humo, el alcohol, las grasas inapropiadas, el agua y la contaminación ambiental, las toxinas en general se acumulan en la matriz extracelular y causan congestión. El daño que causan los metales pesados, sustancias que mencione anteriormente, conducen a la muerte celular nociva a través de la oxidación de las paredes celulares.

Cuando se reduce la efectividad del proceso de desintoxicación en el cuerpo, se compromete el sistema inmunológico, se empiezan a desencadenar procesos inflamatorios, los cuales son el comienzo de muchas enfermedades. Asi que, si es usted de las personas que se están limpiando las manos varias veces al día con productos de higiene anti-bacteriales, lo invito a reconsiderar este hábito, ya que no solo elimina las bacterias patógenas, también está matando bacterias benéficas para la salud y al final todo esto promueve la disbiosis o desequilibrio.

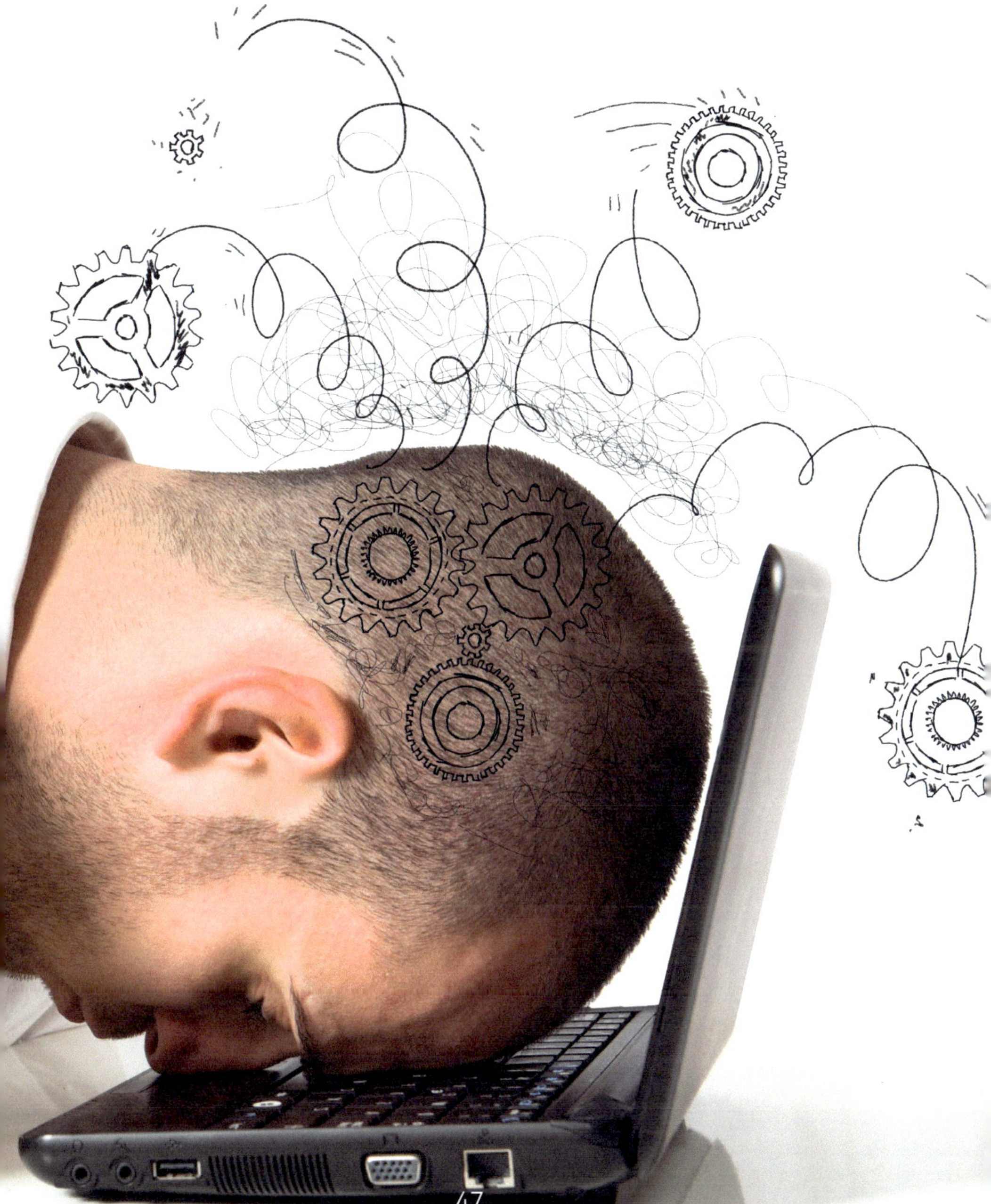

8. Estrés:

El estrés es algo inevitable en la vida, el cuerpo ha sido diseñado para manejar momentos de estrés pero solo ocasionalmente. Actualmente las personas viven en estrés desde que se despiertan y duran así casi 24 horas al día, todos los días. Vivir en el mundo moderno y lidiar con síntomas de estrés no es una tarea fácil para el cuerpo. Cada vez hay más presión emocional por sobresalir, cada día aparecen en el ambiente más sustancias toxicas, la mayoría de las personas tienen un descanso inadecuado, y esto en conjunto pone una tremenda tensión en el cuerpo y crea síntomas de estrés. Científicos e investigadores han estado estudiando el estrés, sus síntomas y la respuesta de el cuerpo durante décadas. Muchas personas ni siquiera se dan cuenta de cuántos síntomas de estrés sus cuerpos experimentan de forma regular en la vida cotidiana y simplemente atribuimos estos síntomas a algo completamente diferente.

Existen numerosos estudios que comprueban la relación entre el estrés y los problemas de salud, por lo cual es fundamental aprender a identificar y manejar el estrés. Una de las razones por las cuales el estrés afecta el microbioma es porque acidifica el cuerpo, cambia su pH y esto desfavorece el balance del microbioma generando disbiosis, del pH y de su influencia en el microbioma hablaré mas adelante.

Ya que el estrés es un tema tan importante en lo que a microbioma y salud se refiere, el estrés causa desde enfermedades coronarias, artritis, problemas gastro-intestinales hasta cáncer, es importante identificar los factores estresantes en la vidas para controlarlos, según Antony Chatham, Licenciado Sicoterapeuta de Hippocrates Health Institute, hay cuatro factores que son determinantes:

a. Estrés causado por problemas físicos relacionados a enfermedades. Cuando una persona recibe un diagnóstico de una enfermedad, por ejemplo, se genera estrés.

b. Por razones emocionales. Problemas en las relaciones interpersonales o falta de relaciones.

c. Por factores espirituales. Lo espiritual puede ser un desafío para muchas personas, asociado con la sensación de culpa cuyo origen viene de ciertas creencias y tradiciones de religiones creadas por el hombre. En el factor espiritual también encontramos la búsqueda de sentido y propósito de vida. La búsqueda de una conexión con Dios o un ser superior.

d. Acontecimientos traumáticos del pasado que aún no han sido resueltos. Como médica nunca aprendí la importancia de resolver los traumas del pasado para lograr la curación del paciente. Actualmente, hago énfasis en mis consultas en toda esta área para lograr una verdadera sanidad.

9. Electro polución (celulares, computadores, antenas etc):

Otro punto importante es el efecto de la electro polución y las frecuencias electromagnéticas (EMF), no solo afectan el Microbioma de manera directa al interrumpir la frecuencia de energía que tienen estos microorganismos, también después de analizar datos por 10 años, la conclusión de muchos científicos de diferentes países es que las frecuencias electromagnéticas causan cáncer, especialmente en el cerebro y en la glándula tiroide; los niños son los más propensos a los efectos de EMF porque su cráneo es muy frágil y delgado, y esto hace que sea más fácil para estas frecuencias de pasar al cerebro. Además de lo mencionado anteriormente, las frecuencias EMF distorsionan las fases del sueño, afectan las hormonas y funciones reproductoras, no permiten el buen funcionamiento del sistema inmunológico y afectan el buen funcionamiento del cerebro, produciendo perdida en la memoria.

Así que como puede ver las EMF son un gran problema, y han sido etiquetados como una de las toxinas más insidiosas del planeta, porque no las vemos, no las sentimos, no las tocamos, pero nos están afectando veinticuatro horas al día, los siete días de la semana.

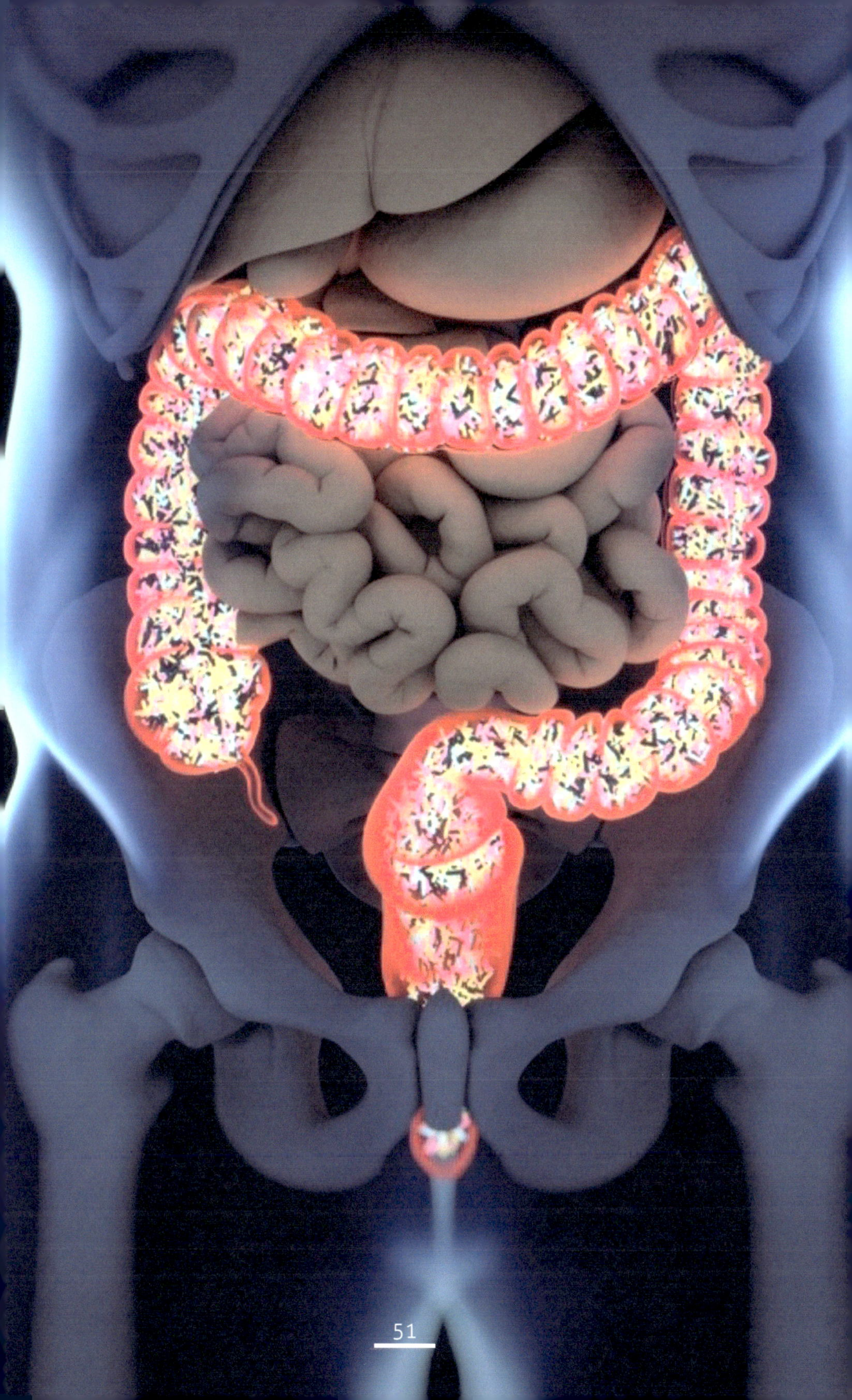

C. Entre más desequilibrio hay en el microbioma más propenso está usted a enfermar

A continuación, muestro la secuencia de pasos que ocurren cuando el aparato digestivo entra en desequilibrio y es poblado por bacterias inapropiadas:

1. Las bacterias "malas" (no hay nada malo), empiezan a producir toxinas que causan inflamación en el aparato digestivo, lo cual genera estrés en las vías digestivas y esto lleva a producir una patología, conocida como "intestino permeable", del cual escribiré más adelante.

2. Las toxinas entran en la sangre, ya sea porque se adhieren a partículas de grasa y pasan a través del intestino o porque hay permeabilidad en la pared intestinal.

3. Estas toxinas crean inflamación en el cuerpo.

4. La inflamación puede llevar a disfunción metabólica.

5. La disfunción metabólica causa resistencia a la insulina.

6. La resistencia a la insulina causa acumulación de grasa.

7. La acumulación de grasa genera disfunción cardiaca y disfunción metabólica.

Las toxinas que entran en la sangre no solo causan disfunción metabólica, también afectan el tejido muscular, el tejido adiposo, la función hepática, el sistema nervioso, y es así cómo alteran el sistema cognitivo y motor. La clave es resolver el problema en el aparato digestivo para arreglar todos los otros problemas.

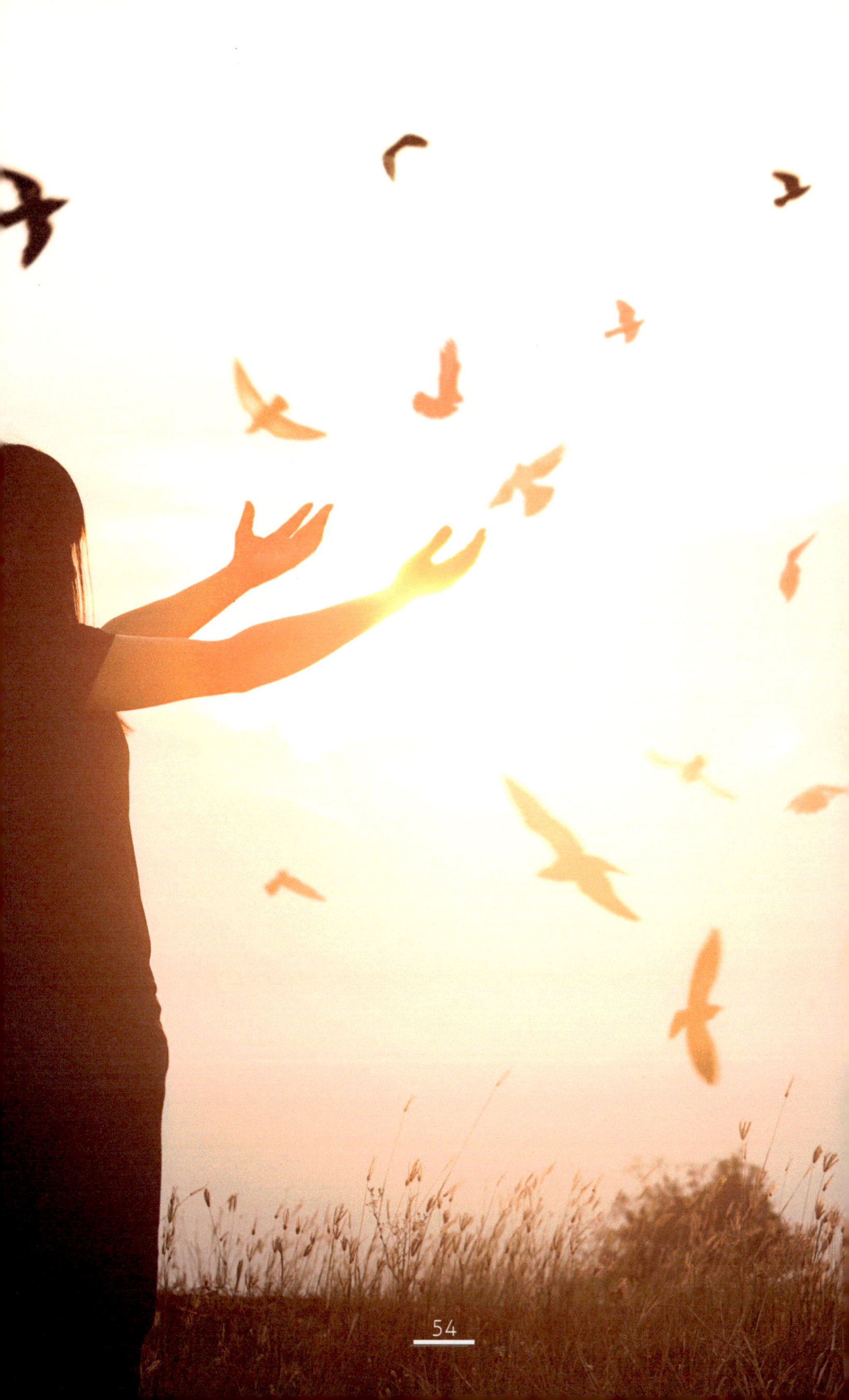

Importancia de crear equilibrio en el microbioma

Cuando hablo de la importancia de tener equilibrio en el microbioma, me refiero a darle el ambiente propicio a estos microorganismos para que crezcan sanamente, se diversifiquen, y también para que puedan eliminar todo lo que los perjudique.

Hay tres cosas básicas para lograrlo:

- Evitar el uso de antibióticos o drogas farmacéuticas (no las recomiendo a menos que sea una urgencia).

- Evitar el consumo de alimentos y sustancias tóxicas para el microbioma, de los cuales hablaré más adelante.

- Aprender cómo, de manera natural, puede recolonizar su microbioma con el uso de nutrientes, probióticos y prebióticos, y más adelante explicaré detallamente.

Primero miremos los antibióticos o medicamentos, los cuales causan desequilibrio o en términos médicos "disbiosis", que significa, desbalance o daño de las comunidades bacterianas que hacen que la salud se pierda. Como lo mencionan recientes artículos de investigación médica, el microbioma ha sido muy expuesto a riesgo por el abuso, tanto de medicamentos como de sustancias inapropiadas que vienen de la industria alimenticia.

Este abuso ha traído muchas consecuencias a corto y

largo plazo que han impactado la salud, causando problemas como los que menciono a continuación:

❁ En el sistema inmune ha generado impacto ya que causa inflamación y por lo tanto enfermedades autoinmunes.

❁ En el sistema metabólico, causando daños hormonales que han llevado a sobrepeso, obesidad y problemas metabólicos.

❁ Los antibióticos han creado resistencia a patógenos perjudiciales que generan más enfermedades.

❁ Resistencia a infecciones bacterianas generando más enfermedades y estrés en el aparato digestivo.

La mejor alternativa es aprender de manera natural cómo nutrir esta flora bacteriana, ya que cuando les damos lo que ellos necesitan para vivir en un ambiente sano los resultados son maravillosos, por ejemplo:

❁ Se restablece la función celular, se repara el intestino permeable (de este hablaré más adelante) y se reduce el paso de toxinas a la sangre.

❁ Ayuda al metabolismo y equilibrio del microbioma en el aparato digestivo y mejora la energía.

❁ Activa las señales de desintoxicación para que el cuerpo, de manera más rápida y efectiva elimine las toxinas que causan inflamación.

❁ Ayuda a sacar los metales pesados del cuerpo. Los

metales pesados (mercurio, aluminio, plomo, cadmio entre otros) son sustancias insidiosas porque no se ven, no se sienten, se acumulan en el tejido adiposo y una vez dentro del cuerpo causan mucho daño en todo los sistemas, especialmente el sistema nervioso.

❁ Ayuda a mejorar la digestión y todo lo que involucra la salud del aparato digestivo.

❁ Cuando hay balance en el microbioma se aumenta la energía y además dura por mucho más tiempo, de esta manera le ayudará a eliminar el hambre y los antojos.

❁ Debido a la conexión entre el aparato digestivo y el cerebro, cuando mejora la flora bacteriana hay más claridad mental a todo nivel.

Los beneficios que mencioné son pocos, si lo comparamos con todo el bienestar que trae reparar y equilibrar el microbioma.

Del microbioma depende también la reducción y el control de las toxinas que entran en el cuerpo, ya que cuando crecen las bacterias inapropiadas sobrepasan en población a las buenas y hay una sobreproducción de toxinas, se genera desbalance, desequilibrio o disbiosis.

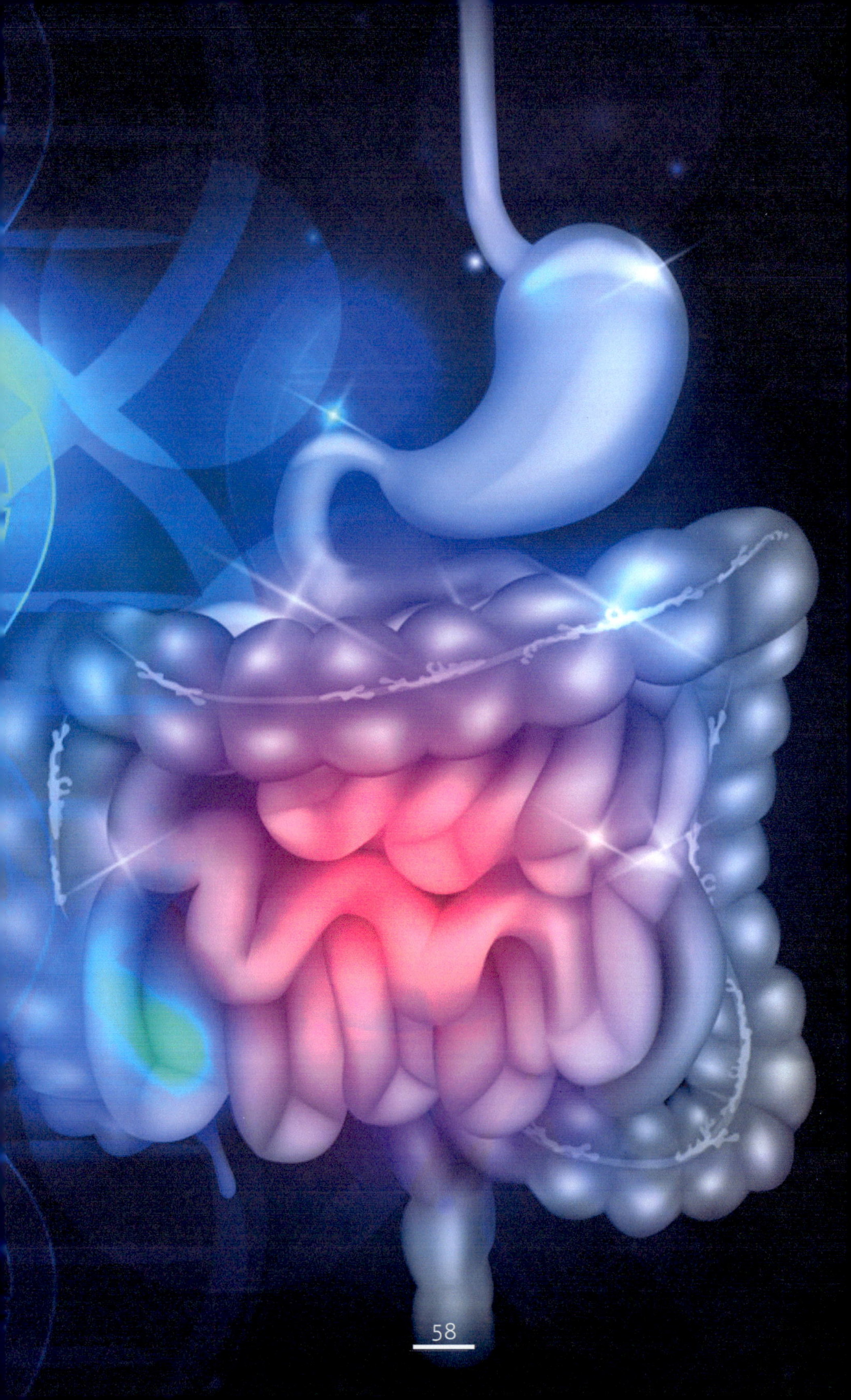

D. ¡Todo tiene relación con el microbioma intestinal!

Cuando las bacterias intestinales están fuera de control, nada funciona correctamente y todo en el cuerpo se desconecta y se dispersa sin guía, entonces aparecen una amplia gama de síntomas aparentemente desconectados el uno del otro, desde problemas neurosiquiátricos, trastornos del estado de ánimo, ansiedad, depresión, malestar al estar en las multitudes, cambios sociales y dificultades cognitivas, hasta problemas en la piel, dolores inesperados, diarrea, estreñimiento, por nombrar unos pocos. Si bien estos síntomas parecen no tener relación el uno con el otro, en realidad todos son el resultado de los mismos procesos que tienen lugar en el cuerpo, los cuales van creando múltiples problemas y comorbilidades (en medicina la comorbilidad describe el efecto de una enfermedad o enfermedades en un paciente cuya enfermedad primaria es otra distinta).

A continuación menciono algunos roles o funciones en los que el microbioma participa:

- Regulación del sistema inmunológico
- Clave para regular la función metabólica
- Fermentación de fibras no digeribles
- Producción del ácido butírico, un ácido graso de cadena corta, el cual es un combustible para el cerebro y el

intestino, y estimula el crecimiento de bacterias probióticas.

- Extracción calórica
- Digestión
- Ayuda a producir vitamina B12 y vitamina K
- Mantenimiento de la pared intestinal
- Influencia en la expresión genética
- Influencia en la pérdida de peso
- Comunicación con el cerebro a través del nervio vago
- Protección contra la estimulación excesiva del sistema inmunológico
- Producción de antibióticos naturales
- Protección contra patógenos
- Mediación de la inflamación mediante la regulación de citoquinas
- Producción de neurotransmisores como la dopamina, serotonina, GABA y acetilcolina

Muy a menudo los pacientes son ignorados por sus médicos, porque sus síntomas no encajan en las categorías de enfermedades médicas establecidas para el diagnóstico por el médico. Estas personas mejoran un paso con los tratamientos convencionales y luego retroceden tres a medida que aumentan sus niveles de estrés. Una vez que se entiende que todo tiene que ver con el microbioma, entonces se crea un nuevo contexto.

Un ejemplo que hace referencia a lo que estoy hablando y que como médicos convencionales muchas veces ignoramos, y esto es lo que en inglés se conoce como ACE (Adverse Childhood Experiences), en español sería Experiencias Adversas de la Niñez, estos eventos se han relacionado con un aumento dramático en la incidencia de condiciones inflamatorias y autoinmunes.

El Dr. Kellman reporta en su libro Microbiome Medicine, el estudio Journal of Psychosomatic Medicine publicado en el 2009, el cual encontró que un evento traumático, en la edad temprana se relaciona directamente con un aumento del 31% en el riesgo de que las mujeres sean hospitalizadas con enfermedades autoinmunes, y un aumento del 34% en los hombres. En personas que sufren 2 o más eventos adversos, los números se disparan a una enorme incidencia del 70-80%.

El dolor causado por evento considerado traumático, y el estrés a una edad temprana, es demasiado real que literalmente cambia la huella del microbioma, disminuyendo sus acciones protectoras, lo cual genera un proceso inflamatorio, que a su vez hace que se desregule el sistema inmunológico y toda función en general; ya que una vez que se altera la ecología del aparato digestivo, se afecta la permeabilidad del intestino y se abre la puerta a muchas enfermedades.

El microbioma tiene mucho alcance, activando y desactivando genes, afectando el sistema inmunológico, creando neurotransmisores utilizados por el cerebro para comunicarse con el resto del cuerpo, de una manera que hace que nada puede separarse del sistema neurológico.

El microbioma y el cerebro están entrelazados, juntos funcionan como un sistema, la ciencia aún no ha logrado descifrar todas las interacciones que estos tienen y posiblemente nunca lo hagan en su totalidad; lo que si es un hecho es que no se pueden separar, por esto es tan frecuente ver pacientes que vienen a consulta sufriendo de trastornos del estado de ánimo, cambios repentinos en el pensamiento y la memoria y la causa es un desequilibrio o transtorno en el microbioma.

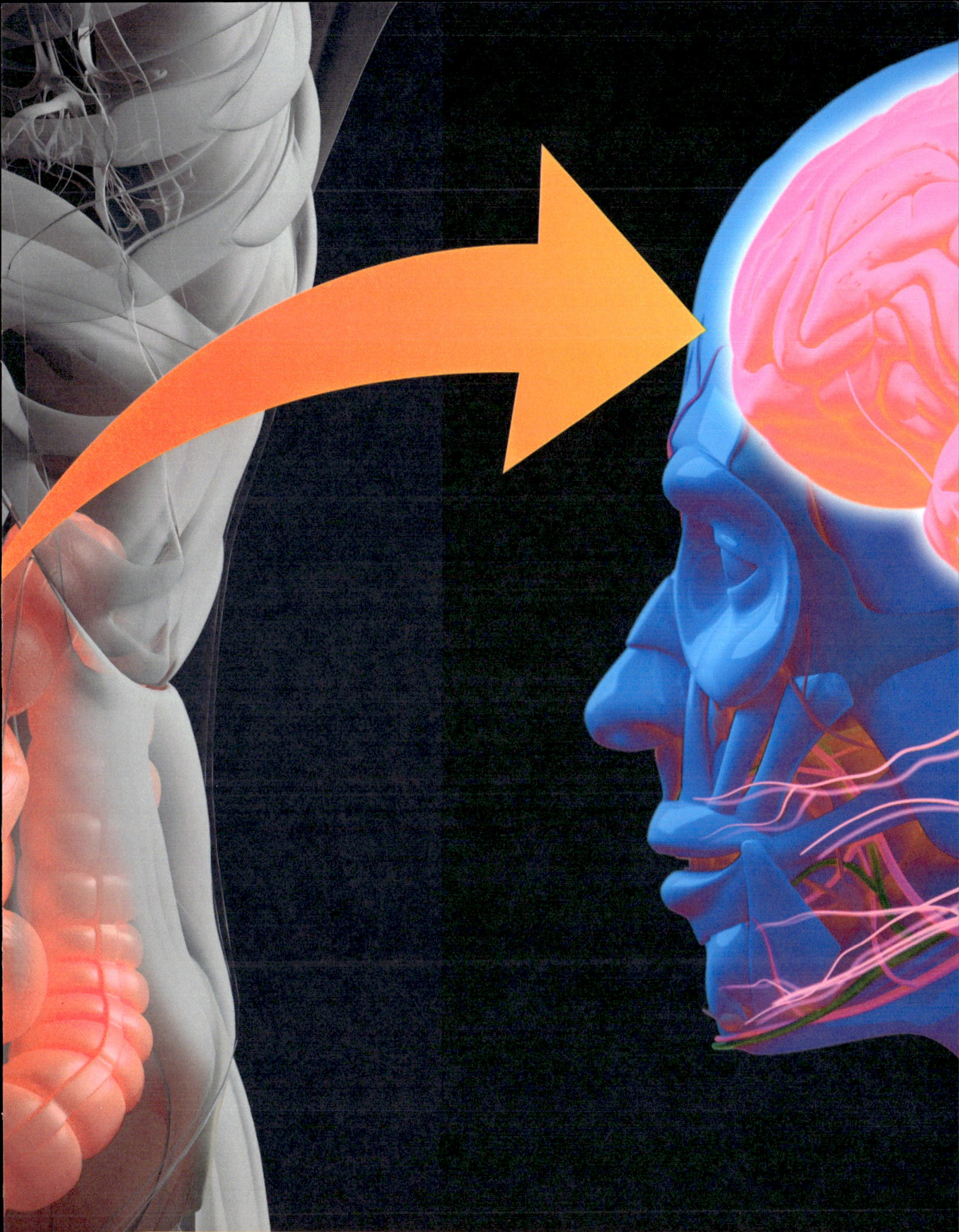

11. RAZONES DE MÁS PESO... **ENFERMEDADES**

II. RAZONES DE MAS PESO... ENFERMEDADES

A. Conoce más acerca de las enfermedades en las que influye el Microbioma

Recuerda: "Entre más desequilibrio o desbalance más enfermedad"

En esta sección, usted se familiarizará y se beneficiará con estos organismos, aprendiendo diferentes maneras de involucrarse con ellos, para mejorar los resultados en el proceso de recobrar la salud.

Nos enfocaremos en las cepas baterianas clínicamente aprobadas (puede definirse como un conjunto de especies bacterianas que comparten, al menos, una característica), y detallaremos las cosas específicas en las que ellas intervienen para mejorar los diferentes procesos.

La dieta es el aspecto más importante y necesario, para cuidar y crear un equilibrio en el microbioma de manera saludable, así como tomar suplementos o complementos; especialmente probióticos, para ayudar a reconstruir y mantener en equilibrio el microbioma. Por favor antes de consumir cualquier probiótico asesórese con un especialista, o escríbeme a mi email y con gusto lo asesoro.

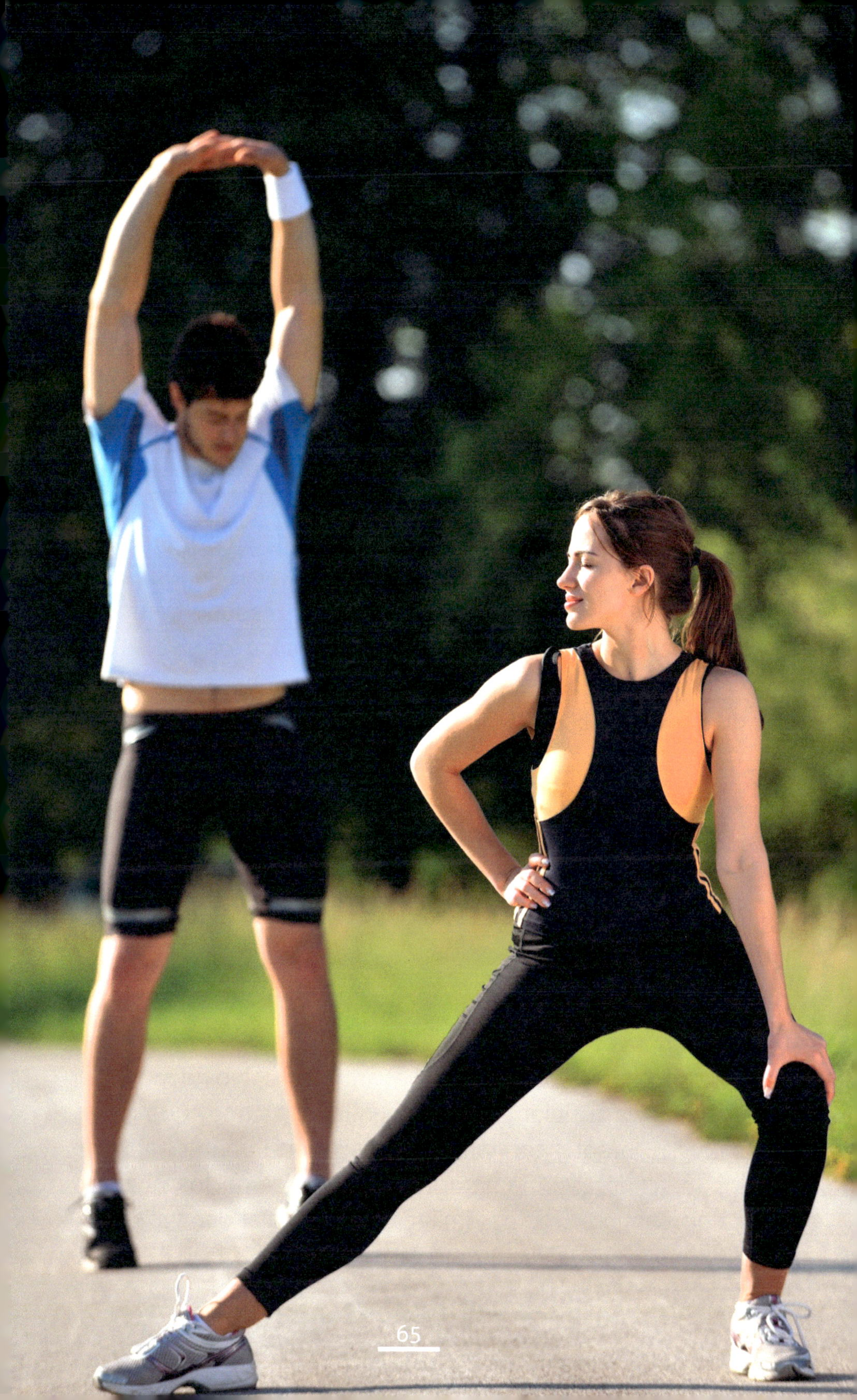

1. Afecta las emociones

Los estudios han demostrado, la influencia que tienen muchas cepas de bacterias en el momento de sanar emociones, que van desde la depresión hasta la ansiedad. Es importante mencionar que estas dos han sido consideradas las enfermedades del siglo, no es difícil pensar, en esto cuando entendemos que el aparato digestivo, contiene 95% de los receptores de serotonina que producimos. La serotonina es considerado el neurotransmisor de la felicidad.

Hay dos cepas que han reportado ayuda en el momento de tratar trastornos neuropsiquiátricos, estas son bifidobacterium y lactobacillus, ellas ayudan a reducir transtornos de depresión, ansiedad, y también bajan los niveles de estrés, ya que disminuyen una de las hormonas del estrés que es el cortisol.

Un estudio reportado en el año 2010, cuyo objetivo era mostrar la influencia de ciertas cepas bacterianas en el mejoramiento del sistema inmune, después de que ha sido sometido a estrés, arrojó los siguientes resultados: los ratones que fueron separados de sus madres y sometidos a altas dosis de estrés, escogidos aleatoriamente, un grupo recibió dosis de antidepresivos y el otro grupo recibió dosis de una cepa llamada B. Infantis.

Los ratones que recibieron el anti depresivo no mostraron mejoría suficiente, mientras que los ratones que recibieron B. Infantis normalizaron su sistema inmune, bajaron los marcadores inflamatorios y normalizaron los niveles de adrenalina. Efectos similares se vieron al dar cepas de B. Breve 1205 y B. Longum 1714. (Desbonnet L et al . Neuroscience. 2010)

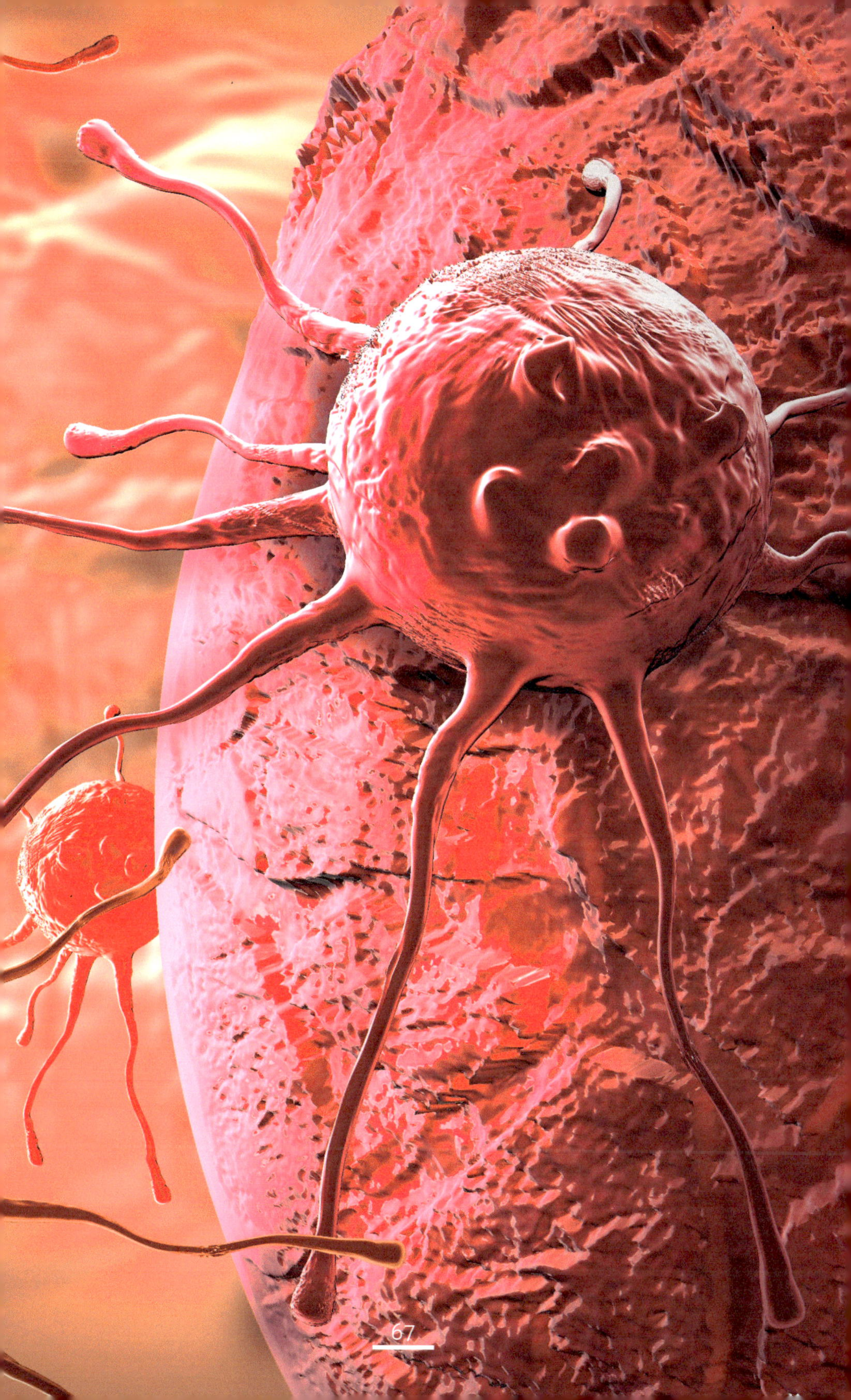

2. Interviene con los procesos inflamatorios

La inflamación es el comienzo de casi todas las patologías, desde problemas en tiroides y articulaciones hasta cáncer. El proceso inflamatorio tiene su origen en la mayoría de los casos en el aparato digestivo, cuando este se encuentra en desbalance y la flora microbiana que lo habita no esta saludable, el sistema gastrointestinal se enferma.

La cepa Bifidobacterium infantis 35624, es considerada una de las mejores cepas para reducir los niveles de inflamación. Tres ensayos aleatorios concluyeron que modula la respuesta inflamatoria y disminuye las citoquinas inflamatorias, no solo a nivel digestivo, sino también en el resto del cuerpo.

La causa de muchos de los procesos inflamatorios, es una molécula que se encuentra en la pared de las bacterias gram negativo (es la clasificación que se da nivel histológico), esta molécula es llamada LPS (lipo poli sacárido). Cuando una persona tiene la ecología de su sistema digestivo en desbalance, aumentan los niveles de bacterias de gram negativos en el intestino. Una persona enferma usualmente tiene también intestino permeable, así que estas bacterias gram negativo pasan a la sangre ,y el LPS desencadena procesos inflamatorios y autoinmunes.

Los estudios han demostrado que las siguientes cepas de probióticos Bifidobacterium Animalis, A. Bifidum, Lactobacillus Reuteri, R. Rhamnosus, L. Plantarum, B. Longum y B. Longum pueden reducir en gran medida los niveles de LPS.

También es importante tener presente la importancia de consumir varias cepas a la vez, ya que se ha visto al estudiarlas, el efecto sinergia que tienen en conjunto, un ejemplo de esto es un estudio realizado con la leche fermentada, como lo es el kéfir.

En el año 2013, tillisch et al, encontró evidencia que las mujeres que consumieron el kéfir, registraron menos actividad en las zonas sensoriales del cerebro, por esta razón eran capaces de lidiar con las emociones y el estrés mucho mejor que las mujeres que no lo consumían. Lo que fue interesante en el estudio no fueron las cepas individuales que se utilizaron, sino el efecto sinérgico que tienen estas cepas cuando trabajan en conjunto.

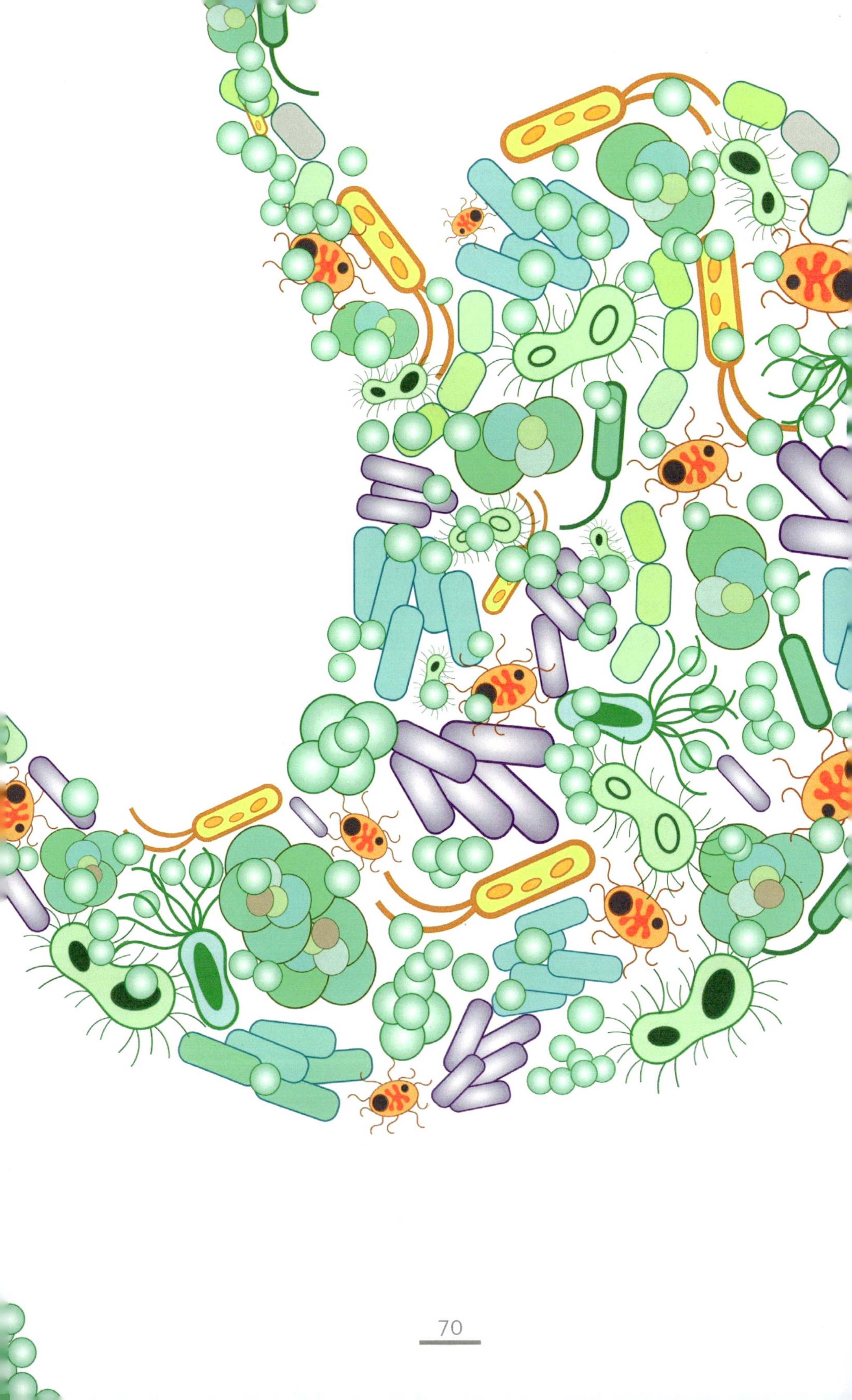

3. Problemas gastrointestinales

Cuando estudiaba medicina no aprendí acerca de este tema, ni sobre la importancia del aparato digestivo para mantener una salud óptima. En realidad, este tema es nuevo; artículos al respecto comenzaron a aparecer hace aproximadamente 5 años y ahora en medicina integrativa o medicina funcional, se escuchan frecuentemente términos como "trasplante de materia fecal" (sí, así como suena). El transpalte de materia fecal está revolucionando el tratamiento de muchas enfermedades, principalmente enfermedades neurológicas y el autismo.

El sistema digestivo está íntimamente relacionado con lo que ocurre en el cerebro, por lo tanto influye drásticamente en todo lo que tiene que ver con el bienestar mental y neurológico. Quizá no hay ningún otro sistema en el cuerpo que sea más sensible a los cambios de la flora intestinal como lo es el sistema nervioso.

En gran medida, la composición del microbioma intestinal desempeña un papel directo en la creación de estos problemas gastro -intestinales y también representa la cura de los mismos.

Al mejorar la salud de el aparato digestivo, mejora la ecología de la flora bacteriana, se repara la pared intestinal y así se mantienen cerradas las "uniones estrechas", evitando la entrada de sustancias no deseadas a la sangre y de patógenos al organismo.

Los trastornos inflamatorios representan un gran problema a nivel mundial, el Dr. Kellman reporta en uno de sus libros, que en los Estados Unidos los problemas intestinales afectan aproximadamente a 1,6 millones de personas anualmente, con hasta 70,000 casos nuevos notificados cada año.

Estas son algunas de las mejores cepas probadas para mejorar y reparar el intestino: La Bifidobacteria B. Lactis BI-07, B. Lactis HNO19 y B. Breve BB-03 ayudan a reducir el hinchamiento intestinal, disminuyen el tiempo de tránsito en el intestino y el estreñimiento, disminuyen la inflamación y ayudan a regular el sistema inmune.

Por ejemplo, Bacillus Coagulans, es usado para tratar el síndrome de colon irritable y colitis ulcerativa, también es excelente para normalizar los niveles de Helicobacter Pylori. Otro ejemplo, B. Longum, L. Plantarum, L. Reuteri y L. Rhamnosus GG, ayudan a reparar la pared intestinal por lo tanto sanan el intestino permeable y apoyan al sistema inmune. [Kellman 2015]

En situaciones agudas y casos de deforestación severa del microbioma intestinal, puede ser necesaria una mezcla más potente de estas cepas para aumentar rápidamente los niveles de bacterias "buenas".

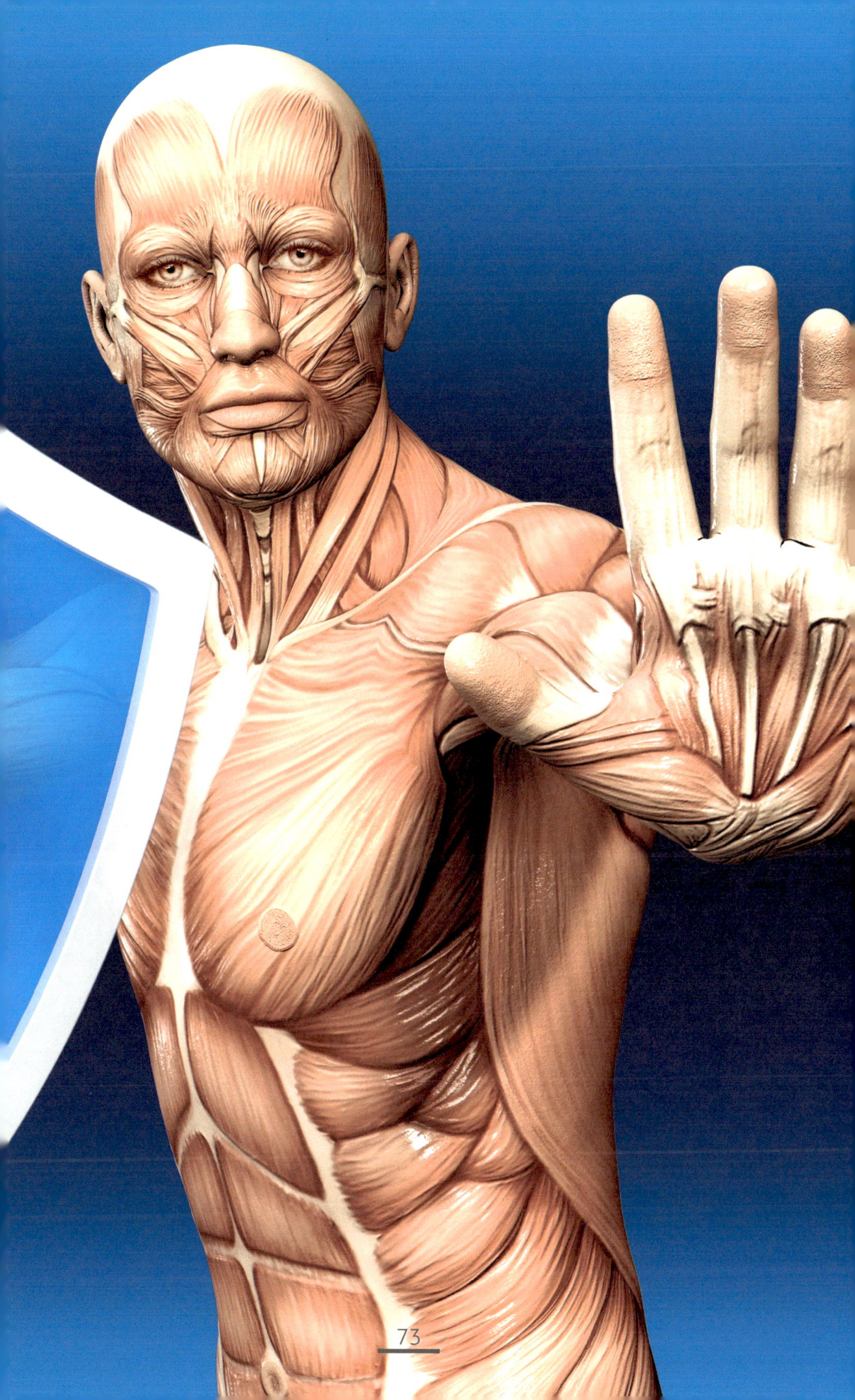

4. Fortalecer el sistema inmune

La bacteria Bacillus Coagulans, es una de mis favoritas, ya que sobrevive a los ácidos producidos por el estomago y coloniza el intestino rápidamente, es excelente para el sistema inmune; muchos la usan para prevenir enfermedades respiratorias y también para prevenir el desarrollo del cáncer. Esta cepa no solo ayuda al sistema inmune, es excelente para tratar el síndrome de colon irritable (IBS) y la enfermedad de Crohn.

La bacteria Saccharomyces Boulardii, es uno de los organismos más poderosos y útiles para ayudar a reducir la inflamación, eliminar los hongos indeseados y regular el sistema inmunológico, incluso ayuda a balancear el sistema inmune cuando se presentan enfermedades autoinmunes. Los pacientes que sufren de cualquier tipo de condición autoinmune deben consumir esta cepa como parte de su rutina diaria.

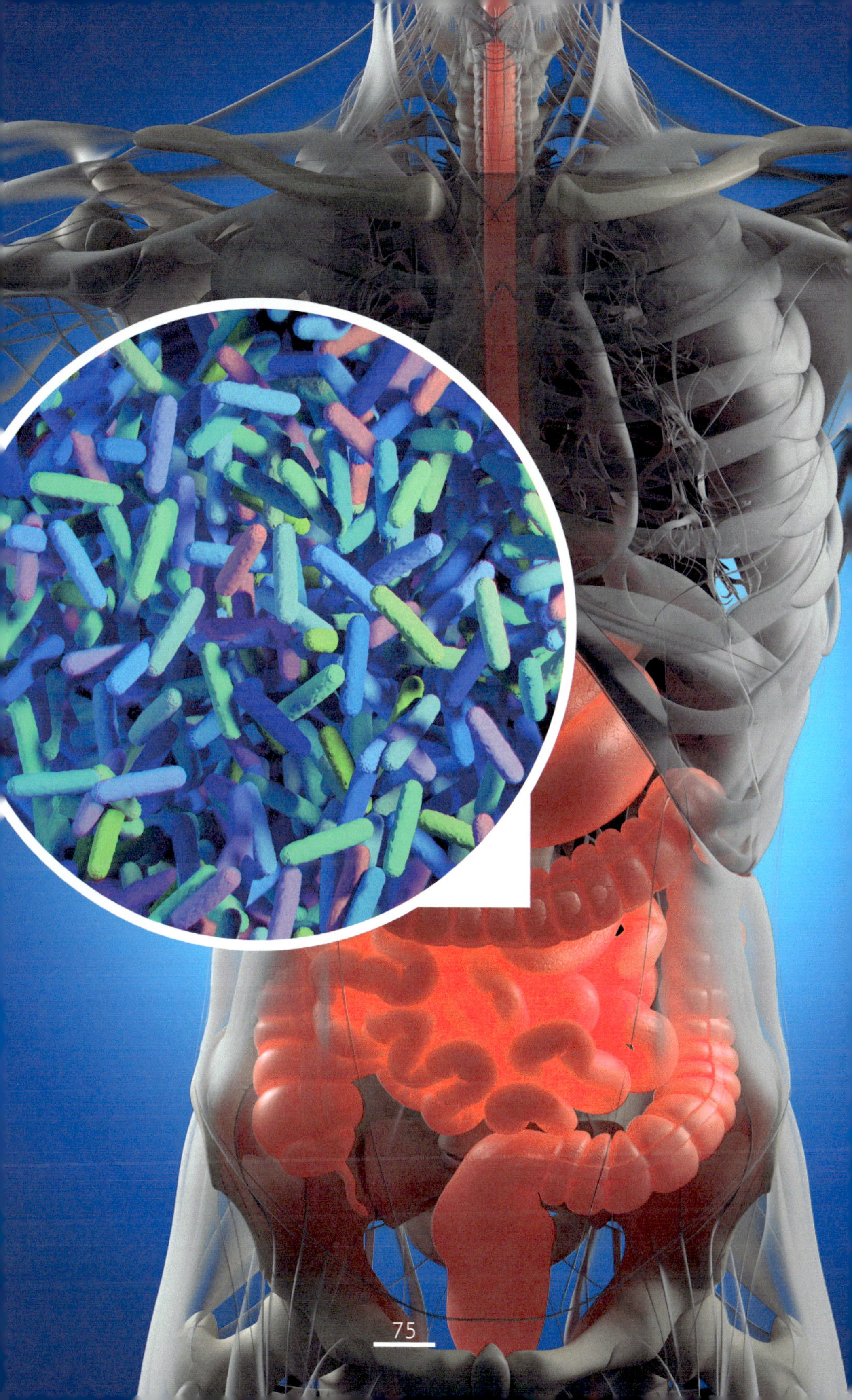

B.Intestino permeable

Ahora hablemos un poco de lo que significa tener un "Intestino permeable" (en inglés, esta patología se conoce como Leaky Gut) .

Esto es algo que posiblemente no haya escuchado antes, para la comunidad médica convencional es un que término desconocido y controversial, pero ya hay demasiados estudios mostrando la permeabilidad del intestino y su relación con procesos inflamatorios, causantes de la mayoría de enfermedades.

Idealmente el intestino está diseñado para que solo ciertas sustancias penetren al torrente sanguíneo, el intestino tiene una especie de barrera muy selectiva, pero cuando se empieza a afectar por factores que mencionaré más adelante, se vuelve permeable y empieza a permitir el paso de sustancias tóxicas, patógenos, partículas de comida sin digerir, etc. Todo esto va a la sangre desencadenando que el sistema inmune se active y empiecen procesos inflamatorios, desde alergias y sensibilidades, hasta enfermedades degenerativas y crónicas, incluso cáncer.

Hipócrates, médico griego, que vivió del 460 A.C – 370 A.C, considerado "el Padre de la Medicina Moderna", lo declaró hace muchos años "Todas las enfermedades comienzan en el aparato digestivo", pero nosotros los médicos lo hemos ignorado por mucho tiempo.

Síntomas del Intestino Permeable:

- Inflamación intestinal y gases
- Alergias a los alimentos
- Sensibilidad a alimentos
- Fatiga
- Irritabilidad
- Acné
- Eczema y rosácea
- Baja energía
- Facilidad de ponerse de mal genio,
- Aumento de peso
- Problemas de la glándula tiroides

Factores que desencadenan el intestino permeable:

- Infecciones
- Uso de antibióticos
- Medicamentos como antiácidos, anti-inflamatorios no esteroideos.
- Consumo de azúcar
- Consumo de proteína animal, especialmente lácteos convencionales y carne roja no orgánica

- Estrés
- Poca producción de ácido y enzimas en el estómago
- Embarazo
- Menopausia
- Toxinas
- Dieta de poco contenido nutricional
- Comida procesada
- Bebidas como las sodas (Coca-cola, Pepsi y demás)
- Químicos
- Herbicidas, pesticidas y GMO (alimentos modificados genéticamente)
- Endulzantes
- Desbalance del Microbioma
- Lectina
- Consumo de alcohol

Muchas personas creen que comen apropiadamente, pero no se dan cuenta que están consumiendo sustancias que actúan como un gatillo, para desencadenar y empezar a formar el intestino permeable, les comparto de algunas de ellas:

1. Lectina:

Son sustancias que se pegan al azúcar y son usadas por las plantas para protegerse de los parásitos y hongos, mientras la lectina protege las plantas, en el humano se une a las células de la pared intestinal, las cuales contienen azúcar, causando inflamación. Los principales alimentos que tienen lectina son las leguminosas, especialmente los frijoles rojos en forma de riñón y la soya; el maní y el trigo.

2. Los productos lácteos:

La leche de vaca contiene una proteína llamada A1 caseína, que causa inflamación de la pared intestinal, esta se incrementa si la leche no es cruda, ya que en el proceso de pasteurización se destruyen todas las enzimas que digieren los azucares de la leche, especialmente la lactosa.

3. Gluten:

Hoy en día, la alimentación de la mayoría de personas especialmente en países industrializados, es basada en cereales y carbohidratos en su mayoría refinados, muchos de estos han demostrado desencadenar procesos inflamatorios, uno de ellos es el gluten, que se encuentra en los productos hechos con trigo, centeno y cebada. El gluten arruina los intestinos y altera el Microbioma.

Mi recomendación sería evitar el gluten por completo, para permitir que el revestimiento del intestino se cure, mejorando de este modo la absorción de nutrientes y así reducir la inflamación.

¿Alguna vez se preguntó por qué el pan solía ser uno de los principales alimentos de muchas culturas ancestrales y se toleraba muy bien, y porque hoy en día, el gluten es la supuesta causa de tantas dolencias?

Para mí, una de las razones es que la forma en que se hacia el pan era totalmente diferente, antiguamente se usaba la fermentación natural y esto permitía que las bacterias digirieran el gluten primero antes que el hombre lo consumiera, razón por la cual los seres humanos eran capaces de digerirlo. Hoy en día, el gluten ha sido modificado genéticamente, la industrialización ha cambiado todo y la forma en que la mayor parte del pan se hace ha cambiado por completo, en este momento la mayor parte del pan es puro almidón con conservantes y aditivos y sin ningún proceso de fermentación.

Por esta razón, recomiendo sustituir muchos productos derivados de gluten con alimentos como la quínoa, trigo sarraceno y mijo. Aparte el consumo de carbohidratos refinados como lo son la mayoría de los productos con gluten produce picos de azúcar en la sangre, lo cual es perjudicial para el organismo, desencadena resistencia a la insulina, inflamación y como resultado una patología conocida cómo Síndrome Metabólico.

4. El azúcar:

Este es otro alimento fundamental que se debe evitar. El azúcar desencadena sustancias similares a las hormonas llamadas prostaglandinas, que pueden contribuir a producir más inflamación y estrés en su cuerpo. Si evita el azúcar, también evitará la liberación de prostaglandinas, reducirá el dolor y la inflamación. Recuerde que entre más azúcar se consuma, más se afecta el microbioma.

El azúcar está relacionado con problemas de conducta, como el síndrome de déficit de atención e hiperactividad, varios estudios han relacionado la hipoglicemia con la conducta violenta y tendencia a la irritabilidad.

El azúcar deprime el sistema inmunológico, ya que perjudica las células T y las células B, estas son las que protegen de los virus, y son las que generan anticuerpos que protegen de agentes patógenos.

El azúcar debilita las células blancas en la sangre, lo cual disminuye la capacidad de defensa en el organismo. Aparte, si lo anterior no es suficiente para que evite su consumo, el azúcar alimenta la células de cáncer.

Es muy importante, tener siempre presente lo que he mencionado a la hora de tomar decisiones respecto a los alimentos a ingerir.

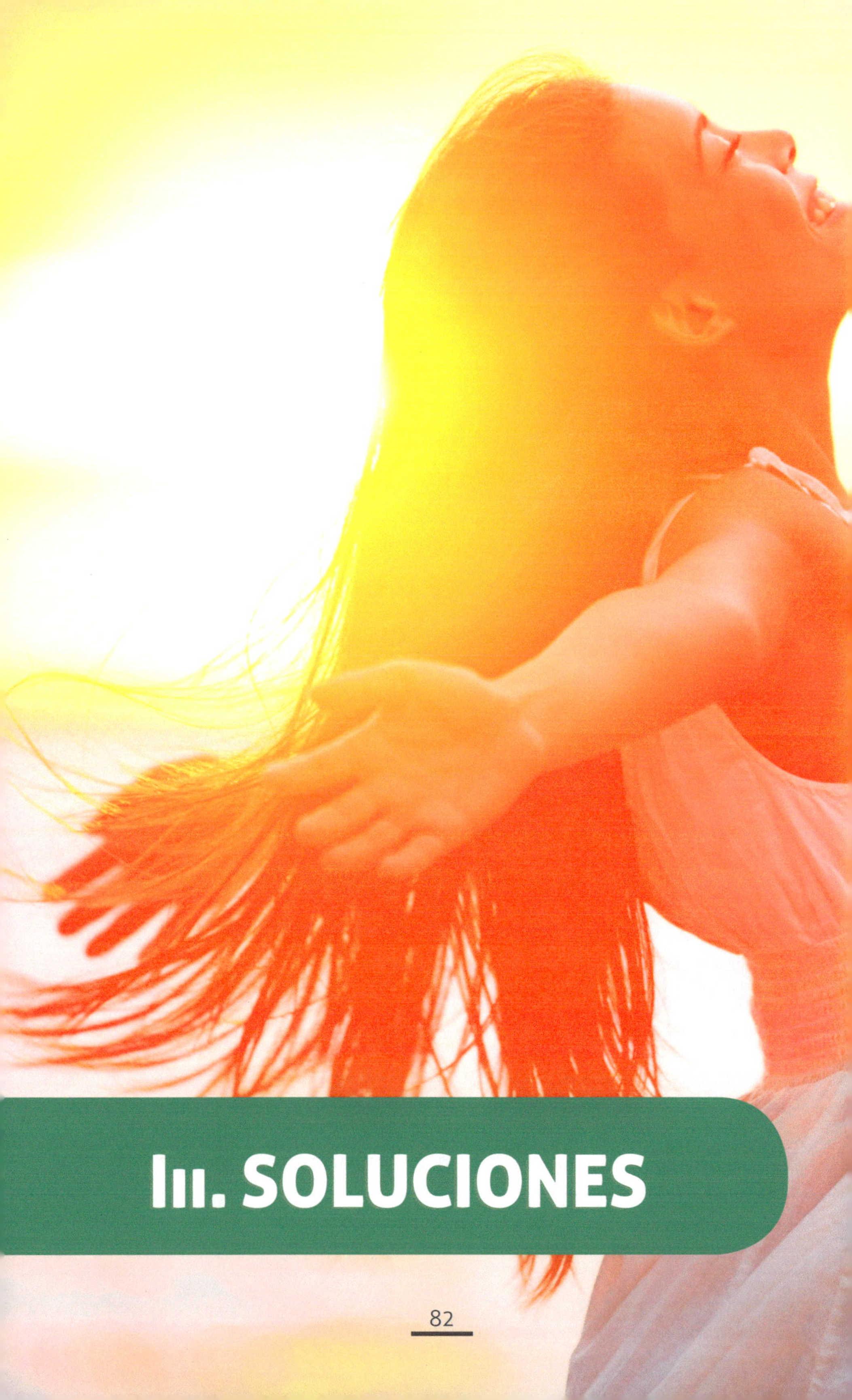

III. SOLUCIONES

III. SOLUCIONES

¿Cómo corrige el balance o equilibrio del Microbioma en su aparato digestivo?

A continuación, le mostraré la forma más rápida de intervenir para traer balance a su flora intestinal y recuperar así la pared intestinal.

1.Probióticos:

Nuestro cuerpo está lleno de bacterias, tanto buenas como malas, probióticos es el nombre que se utiliza para llamar a las buenas bacterias, en si los probioticos son bacterias y levaduras vivas, microscópicas, las cuales promueven una buena salud, especialmente en el sistema digestivo e intestinal. Ellos ayudan a eliminar toxinas, estimular el sistema inmunológico y regular las funciones intestinales y digestivas.

Lo puede adquirir a través de los alimentos, de suplementos específicos o de las dos formas, esta última es la que yo promuevo, ya que en la actualidad por tanta contaminación ambiental y el estrés con el que se vive, el aporte de buenas bacterias solo con los alimentos no es suficiente, así que es esencial usar buenos suplementos de probióticos.

Una de mis especies favoritas en cuanto a probióticos es el Bacillus Coagulans, esta es una especie que coloniza rápido la flora intestinal ya que tolera muy bien los ácidos gástricos, coloniza aún más rápido que el lactobacilos y la bifidobacteria.

Este probiótico tiene muchos beneficios, reduce la inflamación intestinal, es excelente para tratar la enfermedad de Crohn, mejora el estreñimiento, fortalece el sistema inmune, ya que produce ácido láctico el cual destruye los patógenos; disminuye el riesgo de enfermedades cardiacas y disminuye el riesgo de adquirir cáncer.

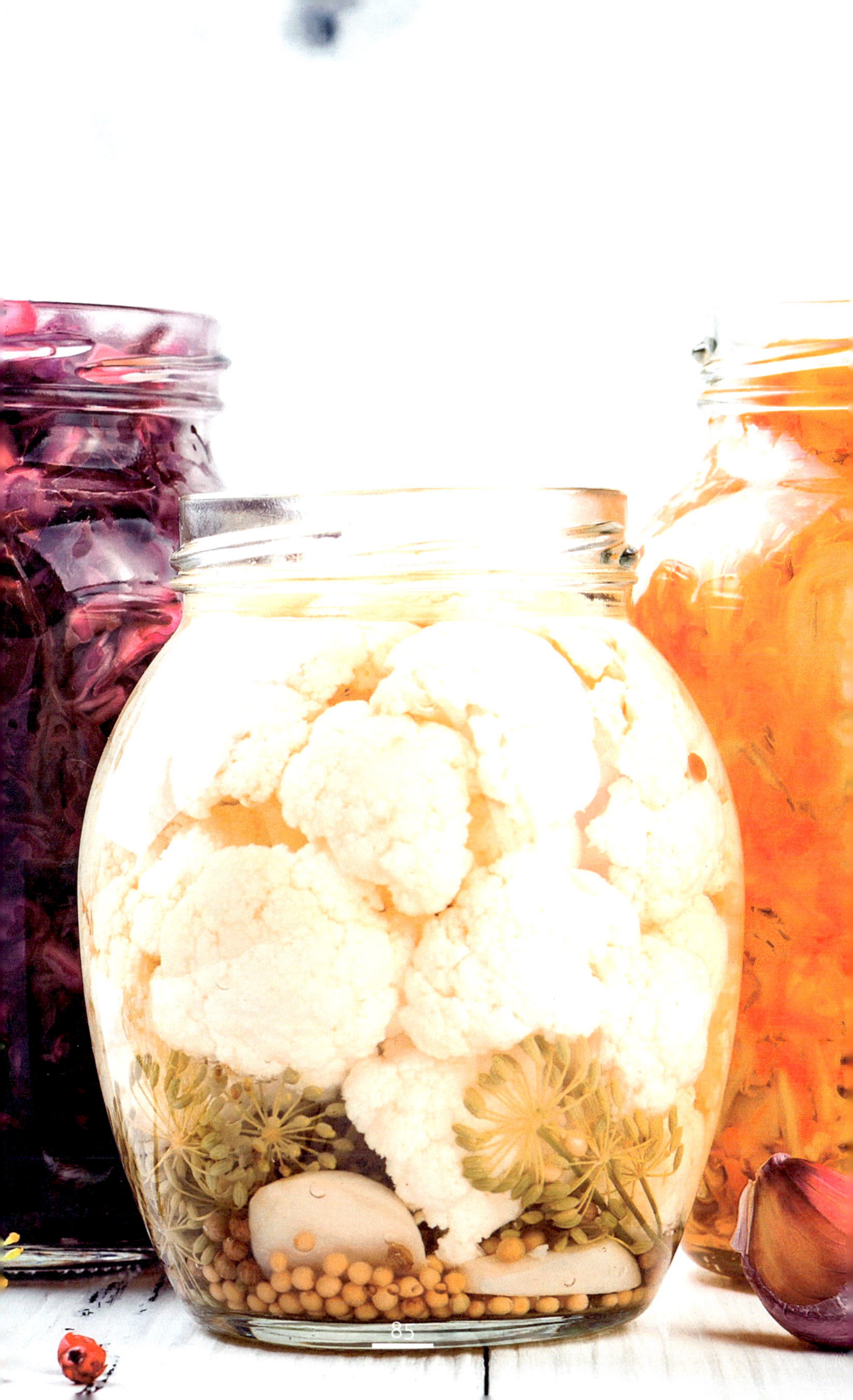

2. Elige alimentos ricos en probióticos:

A continuación mencionaré los alimentos más ricos en estos probióticos:

Kimchi: Aparte de proporcionar probióticos, es una fuente muy rica de vitaminas, calcio y hierro. Este alimento es de origen coreano, pero lo puede preparar fácilmente en su casa o conseguirlo ya preparado en supermercados naturistas.

Chucrut: este alimento es col o repollo fermentado, además de contener probióticos, contiene una sustancia indispensable para la transmisión de impulsos nerviosos del cerebro al sistema nervioso, esta sustancia se conoce como colina.

Pepinillos: son una rica fuente de probióticos y usualmente contiene cepas de bacterias exóticas, lo cual lo hace un alimento excelente a la hora de repoblar el aparato digestivo.

Tempeh: personalmente no soy patrocinadora de los productos a base de soya por muchas razones, pero hay personas que usan este alimento como remplazo de la proteína animal y es una fuente rica en probióticos.

Té de kombucha: es una forma de té negro fermentado, se ha usado por muchas generaciones y se le atribuyen muchos beneficios. Es importante en su preparación usar azucares de la más alta calidad posible y de bajo índice glicémico, como azúcar de coco o agave, incluso puedes usar panela o miel orgánica (estas dos últimas no son de bajo índice glicémico pero son una mejor alternativa que el azúcar).

Kefir: es un producto lácteo fermentado, con una mezcla de cultivos llamada kéfir y leche de cabra. Me encanta la alternativa de kéfir de coco y es igual de deliciosa y benéfica.

3. Prebióticos:

Es una fibra soluble que al combinarse con agua, forma una especie de gel que no puede ser digerida por el humano, pero es digerida por los probióticos, y en el intestino les sirve de alimento; entre más alimentos les des a los probióticos más beneficio para la salud y bienestar en general.

Si combina probióticos con los prebióticos crearas algo que se llama sinergia y esto es lo que potencializa el efecto de estos buenos microorganismos. En conclusión son alimentos que brindan un ambiente propicio para que crezcan las buenas bacterias.

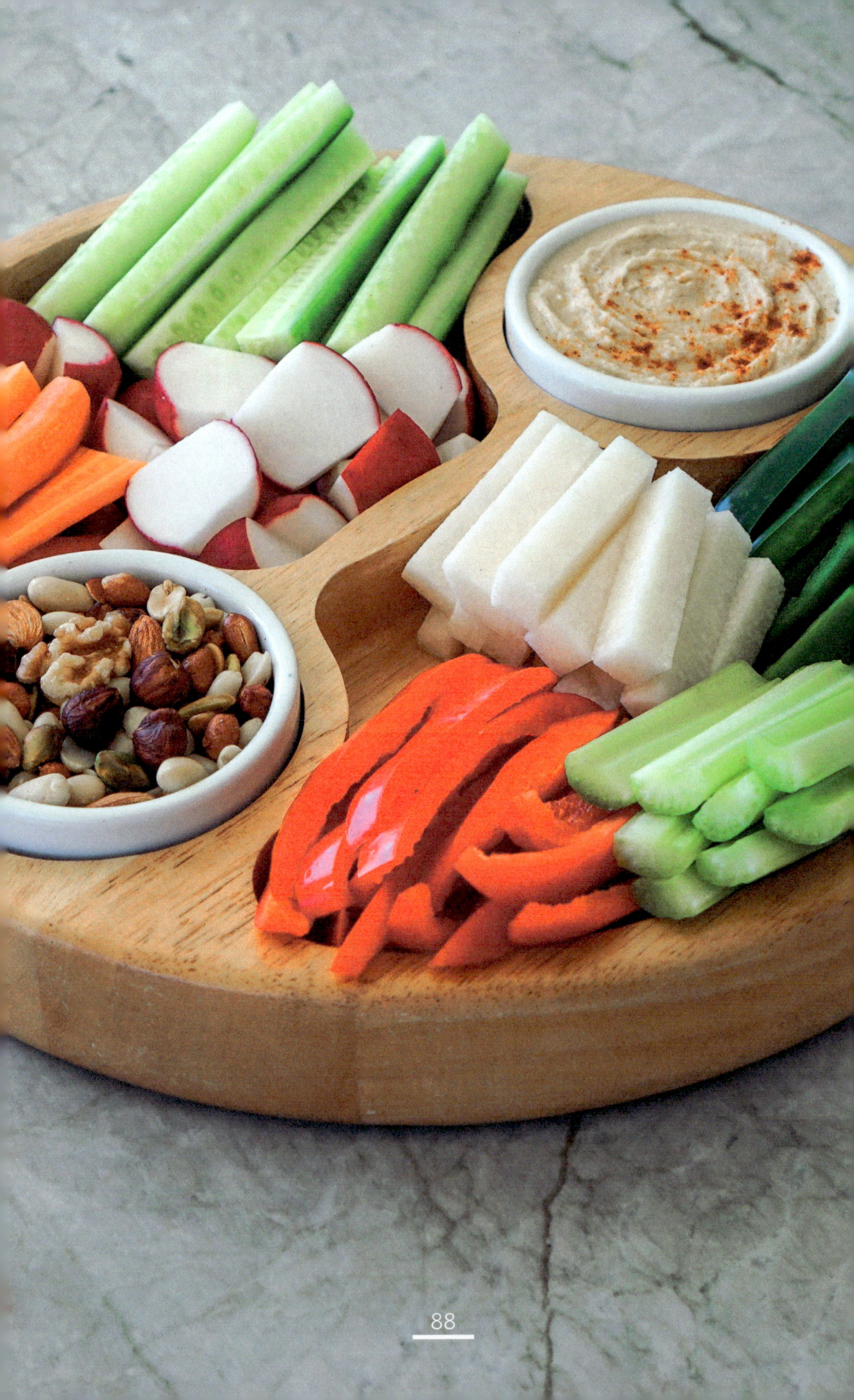

4.Aumentar el consumo de alimentos prebióticos

Una de las mejores maneras de reducir la inflamación es incluir alimentos prebióticos, tales como la jícama, cebollas, ajos, alcachofas, espárragos, inulina, entre otros. La inflamación, se ha reconocido como la causa principal de la mayoría de las enfermedades crónicas, entre ellas el cáncer.

Dado que más del 75% por ciento de el sistema inmune reside en el tracto intestinal, es muy importante centrarse en conseguir que su flora intestinal esté muy feliz.

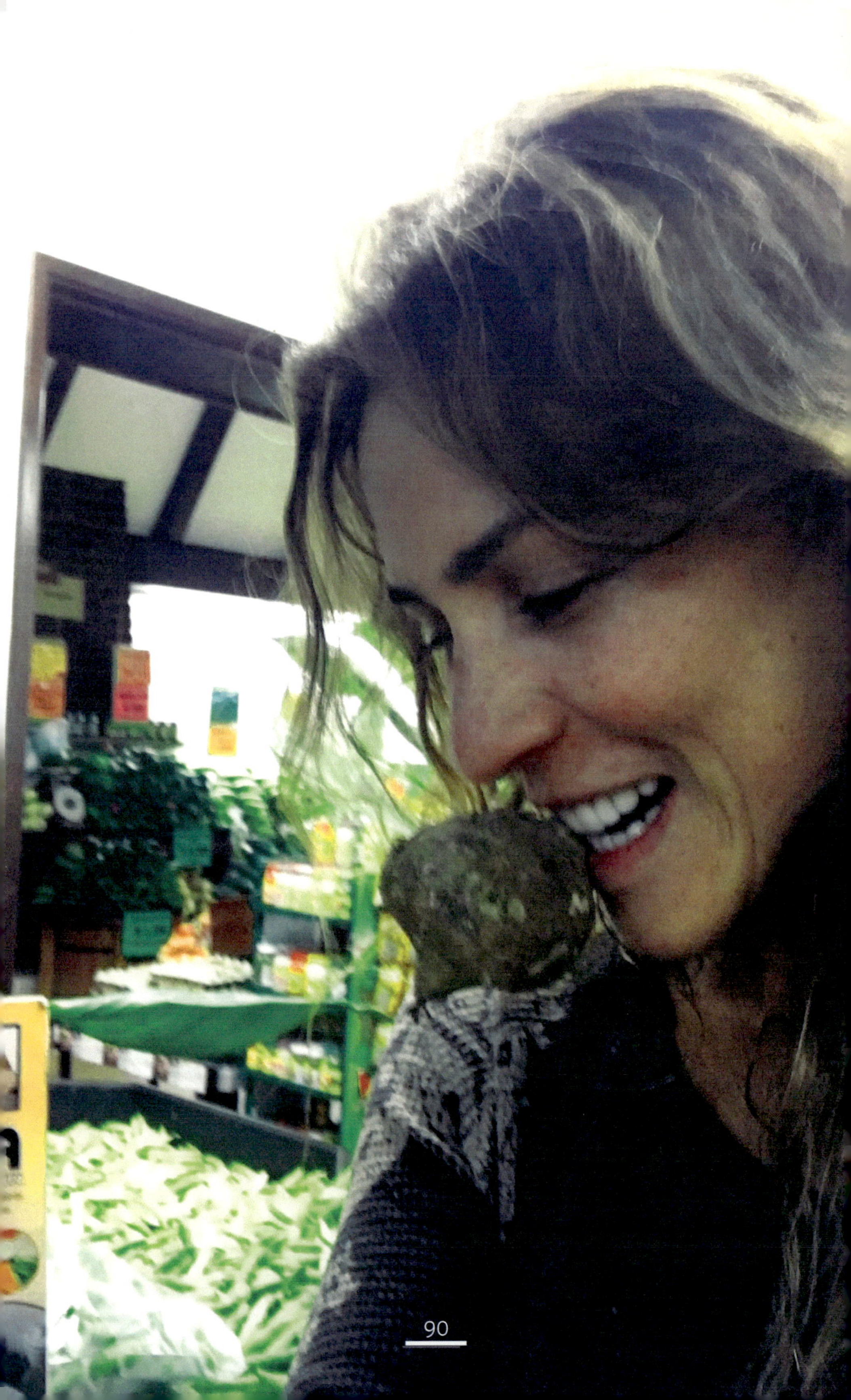

1. Jícama

Quiero hablar de uno de estos alimentos prebióticos en particular, la jícama, por su alto contenido de Inulina. La jícama, tiene una variedad de nombres comunes, incluyendo Ream, Papa Mexicana, Haba de Ñame, Patata India, Ahipa, Chop Suey Bean, podded Yam Bean, Jícama Mexicana, México Hilados Bean, y en Colombia se llama Pipilanga.

La jícama es baja en calorías pero alta en nutrientes vitales, aveces genera un poco de contradicción en lo que respecta a su contenido de almidón.

Proporciona una cuarta parte de lo que se necesita a diario en fibra, pero no cualquier fibra – La jícama, se infunde con inulina oligofructosa, que tiene cero calorías y no se metaboliza en el cuerpo. La inulina tiene un papel prebiótico en el intestino - que promueve el crecimiento de " buenas" bacterias, que mantienen la salud del colon y el sistema inmune en equilibrio.

Un estudio publicado en el British Journal of Nutrition en el año 2005, mostró que los alimentos que contienen inulina, tales como la jícama, ayudan a reducir el riesgo de cáncer de colon y reducen su incidencia, ya que reducen el impacto tóxico de sustancias cancerígenas en el intestino, inhiben el crecimiento y propagación del cáncer de colon a otras áreas del cuerpo. Los científicos llegaron a la conclusión, de que los fructanos tipo inulina, podrían reducir la incidencia del cáncer colorrectal, cuando se administran durante las primeras etapas del desarrollo del cáncer.

La clave en todos estos alimentos prebióticos, es apoyar la flora intestinal con mucha fibra y nutrientes al intestino, pero obviamente, hay que reducir todos los alimentos que contengan sustancias que destruyen estos microorganismos y evitar antibióticos, analgésicos y otros tratamientos que acaban con la buena flora intestinal.

"Todo lo que comemos tendrá un efecto en cómo nos sentimos. Nosotros tenemos un gran poder para recuperar nuestra salud, cuando tomamos la decisión de alimentar nuestro cuerpo, con los alimentos que realmente apoyan nuestras necesidades".

Aparte de la Inulina, hay otros ingredientes que juegan un papel muy importante, y que ayudan a que este proceso de restablecer el Microbioma, sea más efectivo.

2. L- Glutamine:

Es un amino ácido esencial, el cual ayuda a sanar el intestino permeable y por lo tanto mejora la salud. También aumenta el número de bacterias llamadas bacteroidetes y reduce las "malas", que son llamadas fermicutes (las personas con sobrepeso tienen mayor porcentaje de fermicutes). A la L-Glutamine se le atribuyen los siguientes beneficios:

1. Mejora la salud gastrointestinal, ayudando a reconstruir y reparar los intestinos.

2. Ayuda a curar las úlceras gástricas.

3. Ayuda con la memoria, el enfoque y la concentración,

actuando como un neurotransmisor en el cerebro.

4. Mejora el síndrome de colon irritable y la diarrea, equilibrando la producción de moco.

5. Promueve el crecimiento muscular y disminuye el desgaste muscular.

6. Mejora el rendimiento deportivo y la recuperación después del ejercicio.

7. Mejora el metabolismo y la desintoxicación celular.

8. Frena los antojos de azúcar y alcohol.

9. Mejora los niveles de azúcar en la sangre.

3. Magnesio:

Es un mineral esencial para llevar a cabo muchas reacciones químicas en el cuerpo, permite la buena digestión, aumenta la inmunidad y la energía, y también proporciona los siguientes beneficios:

- Ayuda a aumentar la energía
- Calma los nervios
- Trata el insomnio
- Ayuda a la digestión
- Alivia los dolores musculares
- Regula los niveles de calcio y potasio
- Es importante para la salud del corazón

- Previene los dolores de cabeza por migraña
- Ayuda a prevenir la osteoporosis

4. Zinc:

Es un mineral igual que el magnesio, es fundamental para tener buena salud y para el funcionamiento apropiado de la flora intestinal, ya que ayuda a diversificarla. El zinc junto con el magnesio se gastan rápidamente en situaciones de estrés por lo tanto es esencial suplementarlo.

5. Fructo-oligasacaridos:

Es un prebiótico de las mismas características de la inulina, el humano no lo asimila pero es un alimento fantástico para las buenas bacterias, además es libre de calorías y aporta mucho sabor a los alimentos. Se le atribuyen los siguientes beneficios:

- Mejora la absorción mineral
- Ayuda a disminuir los niveles de colesterol
- Reduce el estreñimiento
- Aumenta la absorción de calcio
- Aumenta la ingesta de fibra dietética

6. Semilla de lino:

El lino aumenta significativamente las bacterias intestinales saludables, mientras que ayuda a reducir las colonias de bacterias "malas". Además de ayudarle a mejorar su digestión, este ingrediente también proporciona los siguientes beneficios:

- Ayuda a reducir el colesterol
- Reduce los antojos de azúcar
- Ayuda a equilibrar hormonas
- Ayuda a promover la pérdida de peso
- Ayuda a reducir la resistencia a la insulina
- Apoya los procesos de desintoxicación que se llevan a cabo en el cuerpo

Además, es la fuente de ácido alfa-linolénico (ALA) y lignanos más rica en plantas. El ALA es un ácido graso omega-3 que ayuda a reducir la inflamación. Los lignanos son antioxidantes, también considerados fitoestrógenos, debido a que sus componentes químicos pueden ejercer acciones parecidas a las de los estrógenos en las células de los humanos y de los animales, por lo tanto ayudan reducir el riesgo de cáncer de mama, piel y colon.

7. Proteína de arveja o guisante:

La proteína de arveja es casi igual al suero (la proteína de suero de leche de vaca, el polvo de proteína más común que hay en el mercado, y personalmente, por varias razones no lo recomiendo), a diferencia de la proteína de leche de vaca, la arveja proporciona un metabolismo energético más limpio, mientras que proporciona una mayor diversidad en las bacterias intestinales sanas y no contiene caseína.

La caseína es una proteína que se encuentra en la leche y esta asociada con ser la causante de muchas de las alergias en los niños y adultos, es importante saber que la caseína presente en la leche de vaca difiere de la que se encuentra en la leche de cabra.

La leche de cabra cudra y sus derivados, son una excelente opción para remplazar los lácteos de la vaca, y idealmente los lácteos deben ser crudos, sin pasteurizar, ya que de esta manera mantienes vivas las enzimas, los prebióticos y probióticos presentes en ella.

La proteína de arveja o guisante es una excelente fuente de proteína para los veganos, así como lo es para aquellos con una intolerancia o sensibilidad a la lactosa. La proteína de arveja es una proteína casi completa, lo que significa que contiene aminoácidos esenciales y aminoácidos de cadena ramificada, que son importantes para la construcción del tejido muscular.

Es importante tener en cuenta que la proteína de guisante contiene tres veces más L-Arginina que la proteína de suero. Esto es significativo porque la L-Arginina alimenta 7 rutas metabólicas diferentes que son importantes para una buena salud.

Una de esas vías, es la vía endotelial para la creación de óxido nítrico. El óxido nítrico es la molécula principal de señalización para el sistema cardiovascular, mejora el flujo sanguíneo y ayuda a proteger de las enfermedades cardiovasculares como la presión arterial alta, los derrames cerebrales y los ataques al corazón. Hay muchos productos en el mercado de L-Arginina pero la mayoría no son recomendables, así que ante cualquier duda o pregunta puedes escribirme a mi email.

8. Psyllium Husk:

Es una fibra soluble comúnmente usada como un laxante formador de masa. Debido a que enlentece la digestión, debe tomarse con los alimentos. A medida que va pasando por el tracto digestivo, puede proporcionar los siguientes beneficios:

- Alivia el estreñimiento
- Ayuda a tratar la diarrea
- Ayuda a controlar el azúcar en la sangre
- Aumentan la saciedad y ayuda a perder peso. También puede ayudar a bajar el colesterol oxidado, mientras que aumenta el colesterol de alta densidad (HDL), el cuál es considerado un colesterol "bueno".

9. El aceite de borraja:

Es un ingrediente natural que proporciona altos niveles de un ácido graso llamado ácido gamma-linolénico (GLA), que es un compuesto anti-inflamatorio muy importante. Además, ayuda a su sistema inmunológico y ayuda a combatir el crecimiento de células cancerosas. Específicamente, acorta la vida de las células tóxicas mientras prolonga la vida de las células que están sanas.

El aceite de borraja, puede desempeñar un papel importante en ayudar a revertir el ambiente tóxico que se

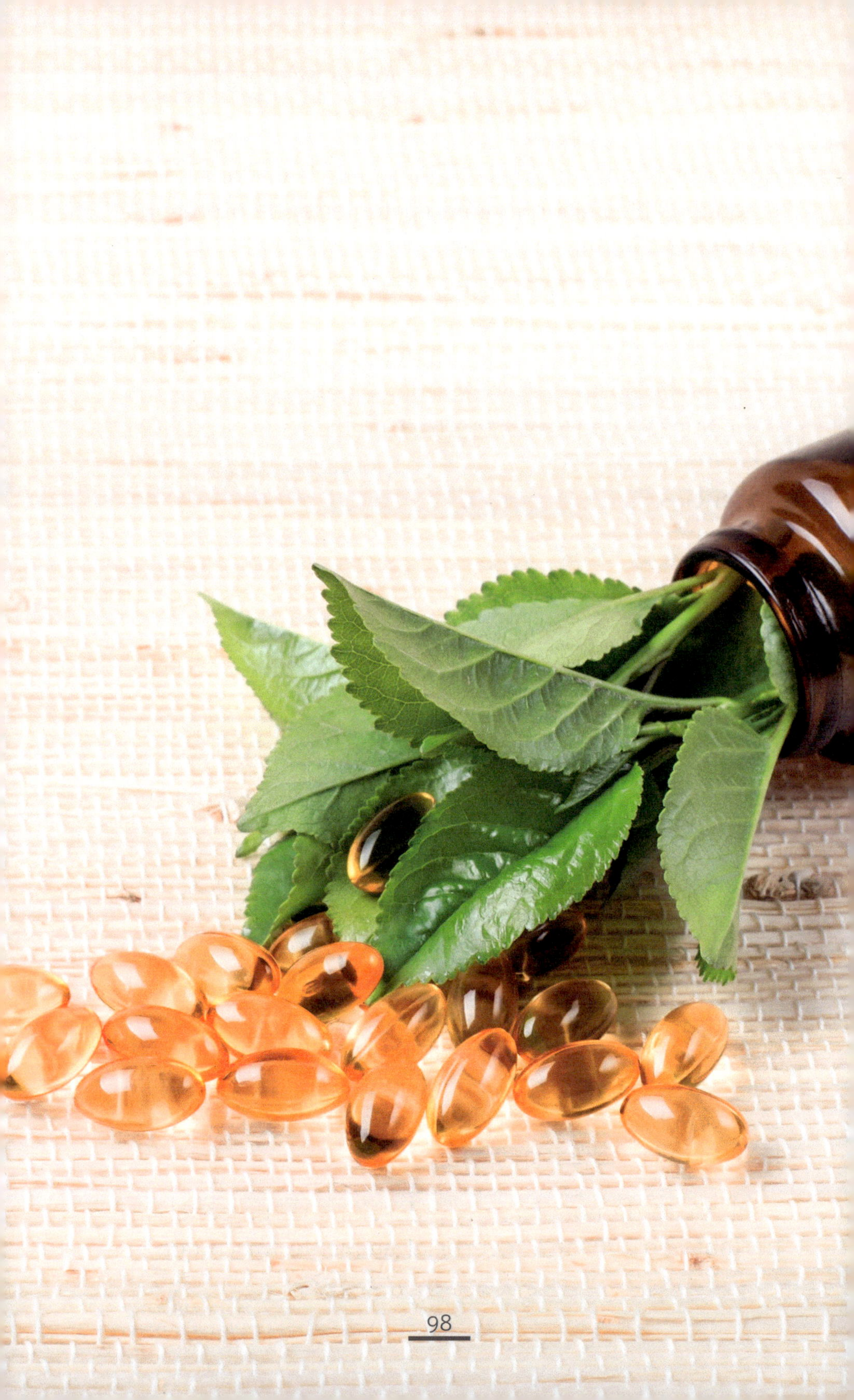

presenta cuando hay desequilibrio en el microbioma, y támbien ayuda a promover el crecimiento de bacterias benéficas.

5. Suplementos nutricionales o complementos alimenticios

A pesar de que vivimos en una cultura acostumbrada al consumo de pastillas, muchas personas, especialmente las personas orientadas hacia lo natural, rechazan la idea de tener que tomar medicinas, principalmente si se trata de tener que tomarlas "por el resto de la vida".

Muchos de mis pacientes, sienten rechazo a la toma de suplementos porque lo ven de la misma manera y no encuentran diferencia, para ellos es una pastilla igual que un medicamento convencional solo que con diferentes ingredientes. Por esta razón es muy importante la educación que se le de a las personas, ya que hay una gran diferencia entre una medicina convencional y un suplemento o complemento nutricional.

Los suplementos nutricionales han surgido por la demanda que hay de suplir al cuerpo con vitaminas, minerales y sustancias indispensables para su buen funcionamiento.

El suelo está agotado por la explotación que ha tenido desde que apareció la revolución industrial, y ya no brinda los nutrientes necesarios en los alimentos para que el hombre pueda llevar a cabo todas las reacciones químicas, y funciones que necesita diariamente.

Los suplementos están enfocados en apoyar el sistema inmune para que este desempeñe su papel lo mejor posible, en aportar a los órganos y sistemas del cuerpo lo necesario para que cumplan su roles apropiadamente. Ellos facilitan la curación natural en el organismo. Personalmente los uso a diario y los recomiendo a mis pacientes.

Algo muy importante a tener en cuenta es que gran porcentaje de suplementos en el mercado no son lo que dicen ser, ni cumplen con los estándares técnicos y de calidad que hacen que un suplemento cumpla las funciones para los cuales se ha creado.

Los suplementos que yo promuevo han tenido una investigación exhaustiva y se han desarrollado en los mejores laboratorios de Estados Unidos, con materias primas e ingredientes de la mejor calidad. Todas las materias primas deben cumplir los estándares más estrictos, y el proceso de fabricación debe incorporar la tecnología y las técnicas de control de calidad más avanzadas para que el cuerpo los asimile apropiadamente, y así cumplan al 100% la función para lo cual han sido diseñados.

Si esta interesado en conocer los suplementos que recomiendo para comenzar un proceso de purificación y restauración del microbioma, puede escribirme directamente y será un placer asesorarle.

6. Tomar agua filtrada

Anteriormente hablé de la importancia de tomar agua filtrada para evitar sustancias como el cloro, el flúor y demás. Hay muchas clases de filtros algunos muy buenos y otros no tan buenos, depende de cual se adapta a sus circunstancias y a su presupuesto.

Asegúrese que el filtro que compre elimine el cloro y otros potenciales contaminantes. Para información acerca de un buen filtro, puede escribirme a mi email y con gusto trataré de dar la mejor recomendación.

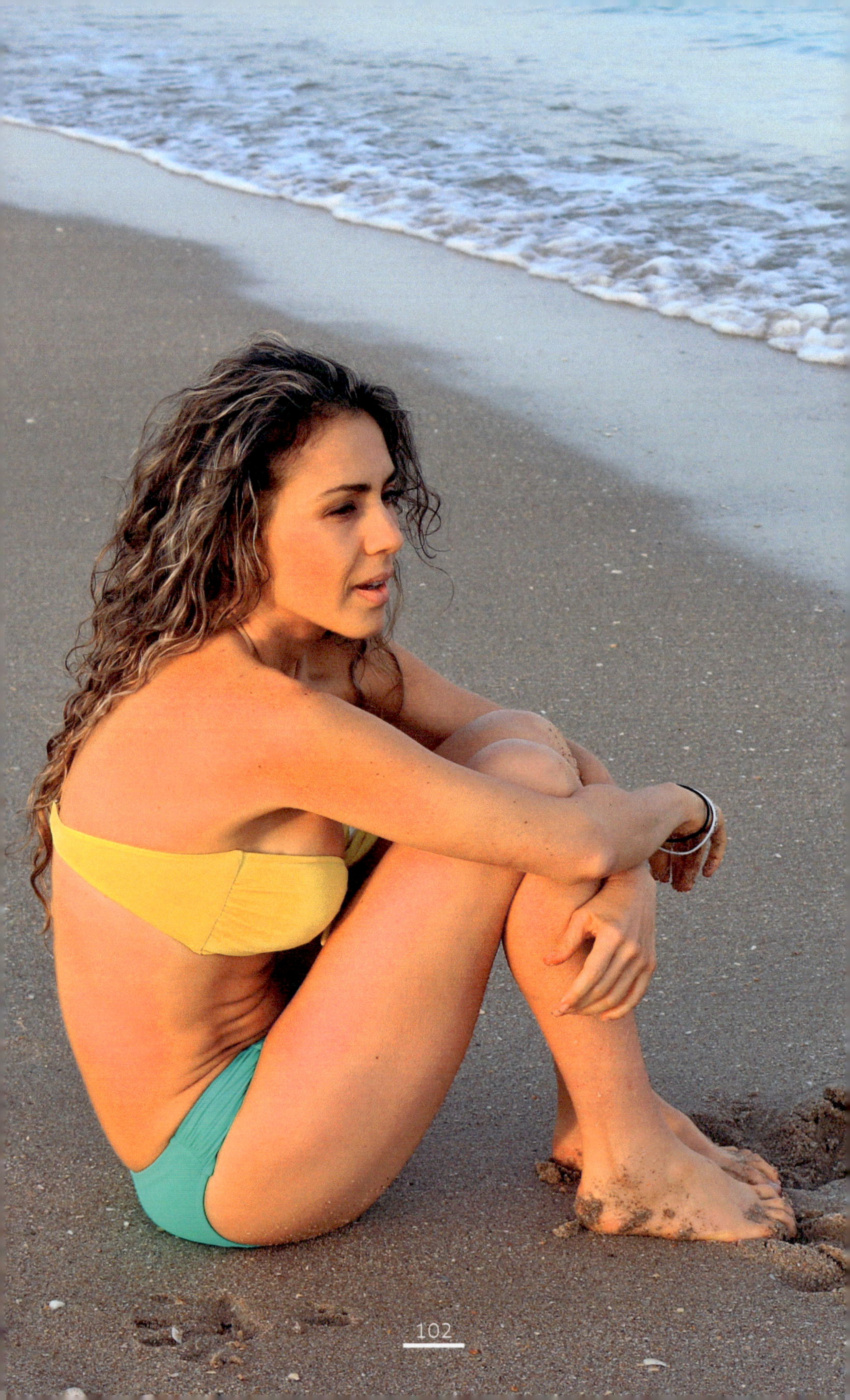

7. Mantener el balance alcalino/ácido en el cuerpo

Es imposible mantener un ecosistema en balance en el cuerpo sino hay un ambiente propicio a nivel interno y en equilibrio en cuanto a lo que alcalino/acido se refiere, razón por la cual en el momento de dar solución necesito mencionar acerca de este concepto y el valor que tiene cuando hablamos de salud del Microbioma y salud en general.

La salud y la enfermedad crean y mantienen distintas sustancias químicas en el cuerpo. Nosotros los médicos nos basamos en exámenes de sangre como un método diagnóstico que ayuda bastante para tener idea del perfil o salud del paciente, especialmente cuando el paciente no se siente bien, ya que hay factores químicos en la sangre que actúan como marcadores y nos dan una idea de lo que esta pasando en el organismo.

Del mismo modo, la salud y la enfermedades reflejan diferentes energías en el cuerpo humano, razón por la cual los científicos que estudian la bioenergía miden la energía en nuestros órganos para identificar fortalezas y debilidades.

En el Instituto Hippocrates (Hippocrates Health Institute), lugar en el cual trabajé de forma presencial por bastante tiempo, se usan máquinas de diagnostico que trabajan de esta manera y así se puede obtener un mejor diagnóstico, ya que la química junto con la conexión energética genera una observación mas detallada acerca de la salud/enfermedad del paciente.

Alcalino/Ácido

Para tener una mejor idea de como funciona esto, haga de cuenta que la célula funciona como una pila alcalina y al igual que una batería alcalina la célula tiene un polo positivo y un polo negativo, la célula tiene un núcleo y un citoplasma, el núcleo es el polo positivo (ácido) y el citoplasma es un polo negativo (alcalino). Mientras las cargas opuestas recogen su área respectiva, la potencia del flujo de energía en la célula se incrementa, y por supuesto entre mas potencial o flujo de energía mas saludable será la célula.

La célula al igual que una pila alcalina, depende de la química para crear estas cargas opuestas. Hay minerales cargados negativamente (alcalino) y otros positivamente (ácido). Estos minerales son liberados en el cuerpo humano durante la producción de energía. También, la célula produce residuos de carácter ácido después de cada proceso que ella lleva acabo, por lo tanto el cuerpo necesita las reservas alcalinas para poder neutralizar y eliminar estos subproductos ácidos.

Una dieta y un estilo de vida saludable, ayudan a reponer los elementos necesarios, tanto alcalinos y ácidos que aumentan la energía celular y disminuyen los residuos ácidos de los subproductos. Una célula sana tiene suficiente reserva de carga negativa (alcalina) y positiva (ácido) para estar en balance.

Cuando la salud en el cuerpo se pierde es una indicación de que hay un desbalance en nuestras células, una reserva alcalina inadecuada y un exceso de desechos ácidos que se han acumulado en el citoplasma. En consecuencia, la carga entre el núcleo y el citoplasma disminuye y los recursos de energía disminuyen, provocando que los nuevos ácidos metabólicos se acumulen, creando un ciclo que resulta en enfermedad. Las células mueren cuando la carga química del citoplasma se vuelve ácida y el potencial de energía disminuye.

Los científicos han creado una escala de pH (potencial de Hidrógeno) para medir las sustancias del equilibrio ácido/alcalino. La escala abarca desde el valor mas ácido cero (0) hasta el mas alcalino catorce (14), al comparar el numero de iones hidroxilos (OH-) que producen la alcalinidad con el numero de iones de hidrógeno (H+) que producen ácido.

La bioenergética utiliza el pH para medir la resistencia eléctrica entre los iones positivos y los negativos en el cuerpo. Estos iones se empujan literalmente unos con otros.

El agua tiene un pH neutro de 7, debido a que el cuerpo es casi todo agua, registra un pH alrededor de 7, sin embargo; cada órgano tiene su propio pH, que oscila entre 7,1-7,45, ligeramente alcalino en el citoplasma celular que resulta en condiciones de salud óptimas.

La mayoría de la población que tiene una salud "promedio" tiene un pH que resulta ligeramente ácido (6,5-6,8). A medida que la salud se pierde, el pH baja y activa el sistema de alarma en el cuerpo para compensar, y la manera como lo hace es produciendo amoníaco (pH 9,25) para empujar a la célula a un pH superior a 7.

La escala de pH es utilizada en la medicina alopática y en la medicina holística u integrativa, para medir el equilibrio ácido-alcalino de dos importantes cualidades extracelulares de los fluidos corporales, la orina y la saliva. El pH se utiliza como referencia de la composición química del cuerpo.

El cuerpo es sano y sus funciones normales, cuando los dos líquidos la saliva y la orina, registran un pH promedio de 6,5, lo que refleja una química ligeramente alcalina (7,1-7,45) en el citoplasma de las células del cuerpo.

Las pruebas de pH no son una herramienta de diagnóstico pero si un indicador de la salud y bien podrían ser engañosas, ya que hay personas con un promedio de pH de 6,5 y aun así no son saludables.

Las químicas de la saliva y la orina varían según los momentos del día, los alimentos y bebidas ingeridas, el estrés etc. La disfunción renal también distorsiona la química del cuerpo.

Cuando las funciones celulares por exceso de toxinas productoras de ácido sobrecargan el citoplasma (recuerde que este es alcalino entre 7,1-7,45), el nivel de pH se acidifica y el flujo de energía disminuye, esto lleva a que se reduzca fuertemente la transferencia de oxigeno y de nutrientes a la célula, y también a que se reduzca la eliminación de toxinas por parte de la célula. Cuando esto ocurre la célula muere o se muta (célula cancerosa). Estas son algunas razones que explican la importancia de mantener el citoplasma alcalino.

La acidez gástrica y en el cuerpo en general, es probablemente un factor clave que moldea la diversidad y composición de las comunidades microbianas encontradas en el intestino de los vertebrados.

- La sobre-acidez interfiere con la vida misma, es responsable de muchas de las enfermedades, incluyendo enfermedades gastro-intestinales, cáncer, ataques cardiacos, envejecimiento prematuro y la obesidad.

- Un organismo con un pH ácido tiene problemas al absorber los minerales, especialmente aquellos de carácter alcalino como el calcio.

- El exceso de acidez debilita todos nuestros sistemas, y obliga al cuerpo a obtener los minerales no recibidos de los órganos vitales y de los huesos, tratando de neutralizar la acidez. Por esto, la primera causa de osteoporosis no es la deficiencia de calcio como la mayoría predica, la primera causa de osteoporosis es un exceso de acidez en el cuerpo.

- Explica el Dr. Robert Young que "La obesidad es un problema de sistemas ácidos, ya que en estos casos, la grasa salva nuestra vida". Lo que él Dr. Young quiere decir, es que el cuerpo crea el colesterol (depósitos de grasas), para proteger la acumulación de desechos ácidos fuera de los órganos vitales como el hígado, corazón y riñones.

Entre los elementos que forman el ácido excesivo están: la contaminación atmosférica y del agua; alimentos no cultivados de manera orgánica, las carnes y los lácteos, especialmente si proceden de animales crecidos con hormonas y antibióticos; las harinas refinadas, el azúcar, el alcohol, el tabaco, el café; también los excesos al comer, los pensamientos negativos y el estrés.

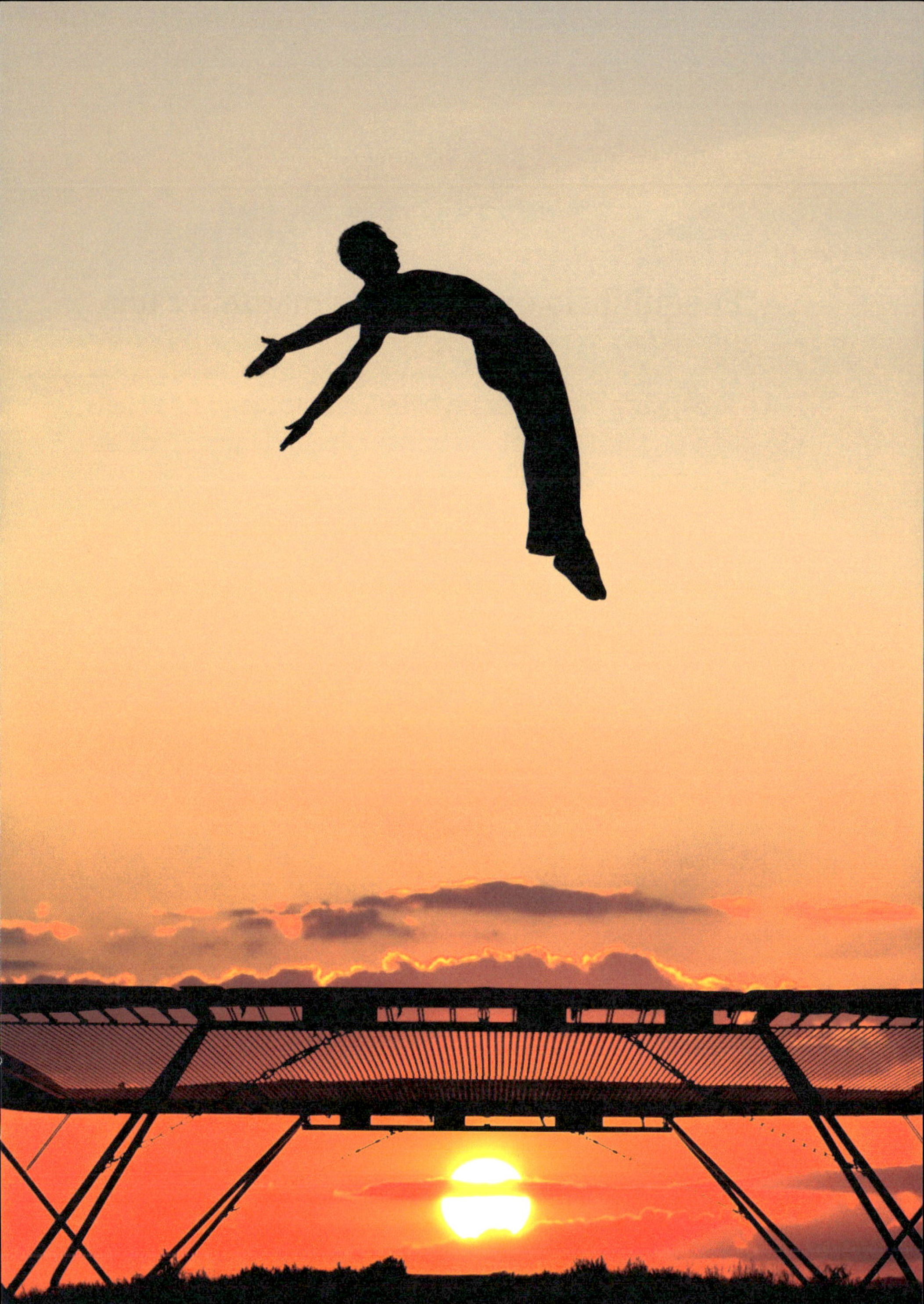

"El equilibrio es clave para mantener una salud óptima"

Lo ideal para mantener un balance apropiado de alcalinidad en nuestro cuerpo, es consumir 80% alimentos alcalinos y 20% alimentos ácidos en el día.

"El estudio más grande realizado sobre las razones por las que la gente vive hasta los 100 años - llamado el Proyecto Centenario de Okinawa – revela que las personas más longevas que viven en la tierra beben agua alcalina y comen alimentos alcalinos. La gente de Okinawa, Japón vive regularmente hasta los 100 años, el agua que beben tiene un pH de 10 – haciéndola agua alcalina. La longevidad es uno de los beneficios reportados cuando optas por un estilo de vida saludable como lo es tomar agua alcalina, la cual actualmente está siendo estudiada por los científicos en el Proyecto Centenario en curso".

A continuación le daré una lista de los alimentos mas productores de alcalinidad y de ácido en el organismo:

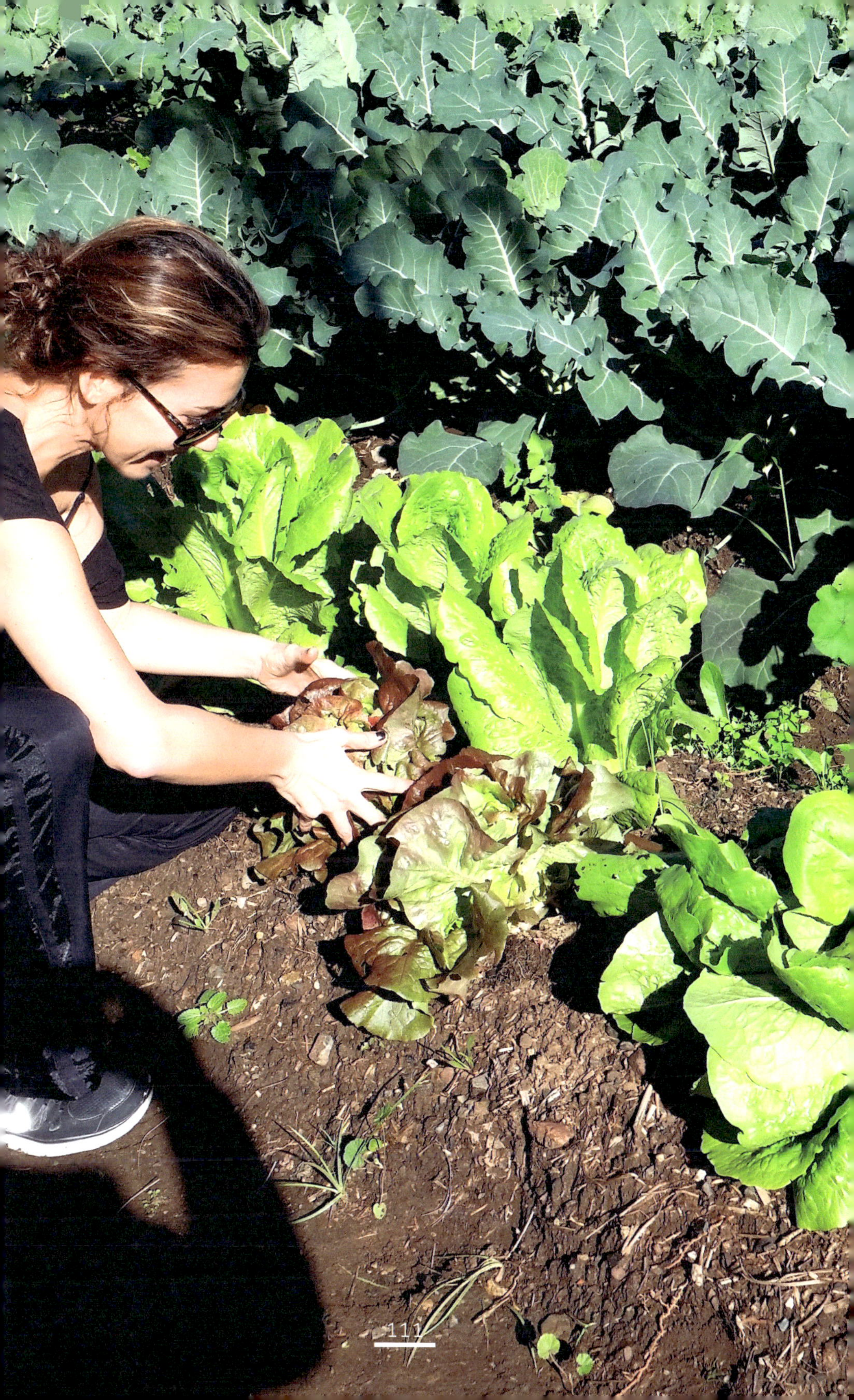

Verduras Alcalinizantes

- Alfalfa
- Pasto de trigo verde (wheatgrass)
- Ajo
- Judías verdes
- Col rizada
- Colinabo
- Lechuga
- Hongos
- Hojas de Mostaza
- Cebollas
- Chícharos
- Hojas de remolacha
- Remolachas
- Brócoli
- Col
- Zanahoria
- Coliflor
- Apio
- Judías Verdes
- Chlorella (alga verde-azul)
- Pepino
- Dientes de león
- Dulce
- Flores comestibles
- Berenjena
- Verduras fermentadas
- Pimientas
- Calabaza
- Rábanos
- Verduras del Mar o algas marinas

- Spirulina (alga verde-azul)
- Germinados
- Camotes o Batata
- Tomates
- Berro
- Hojas Verdes Silvestres como la Ortiga y Diente de león

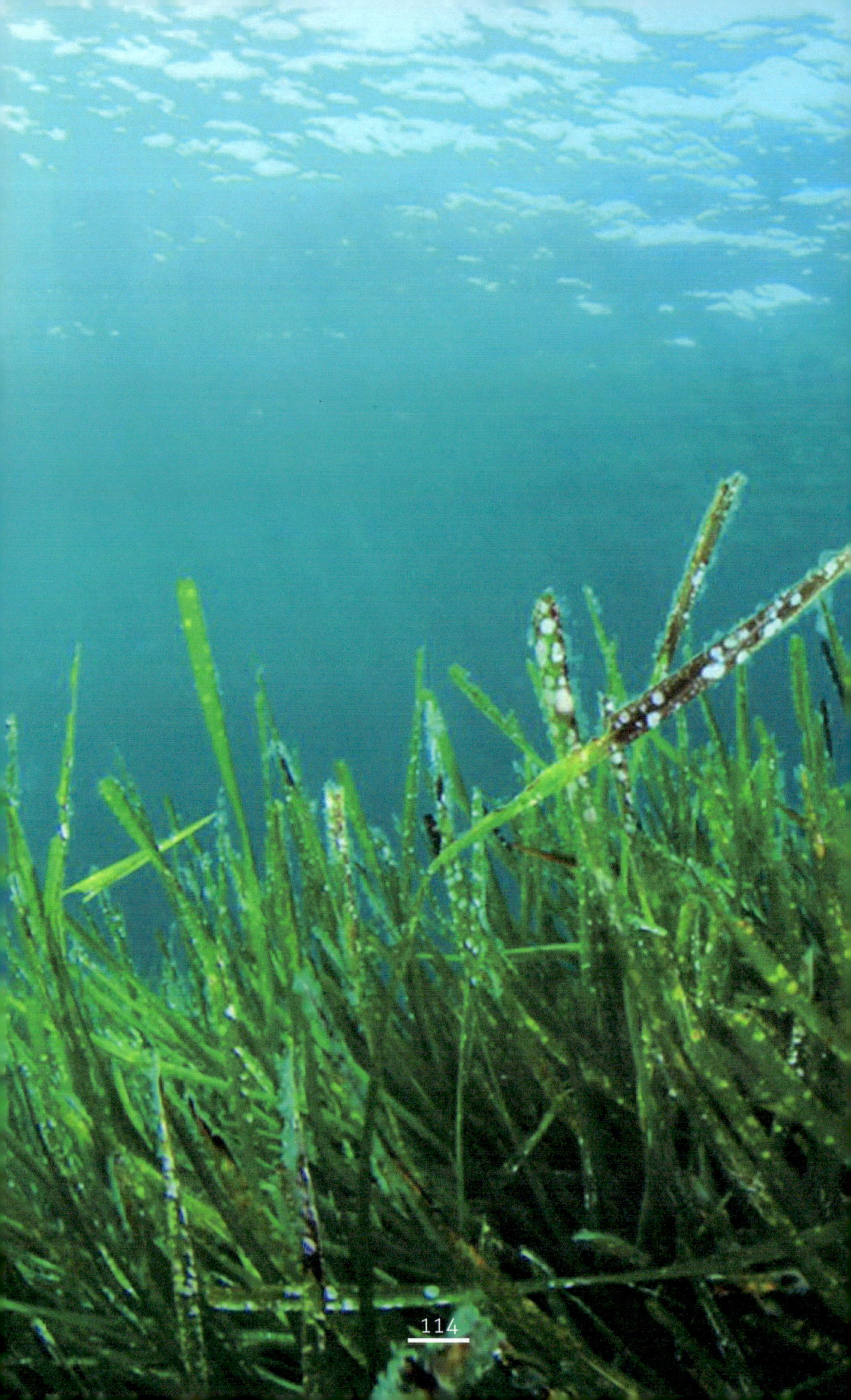

Vegetales Orientales Alcalinizantes

- Daikon
- Reishi
- Shitake
- Umeboshi
- Wakame
- Kombu
- Maitake
- Nori

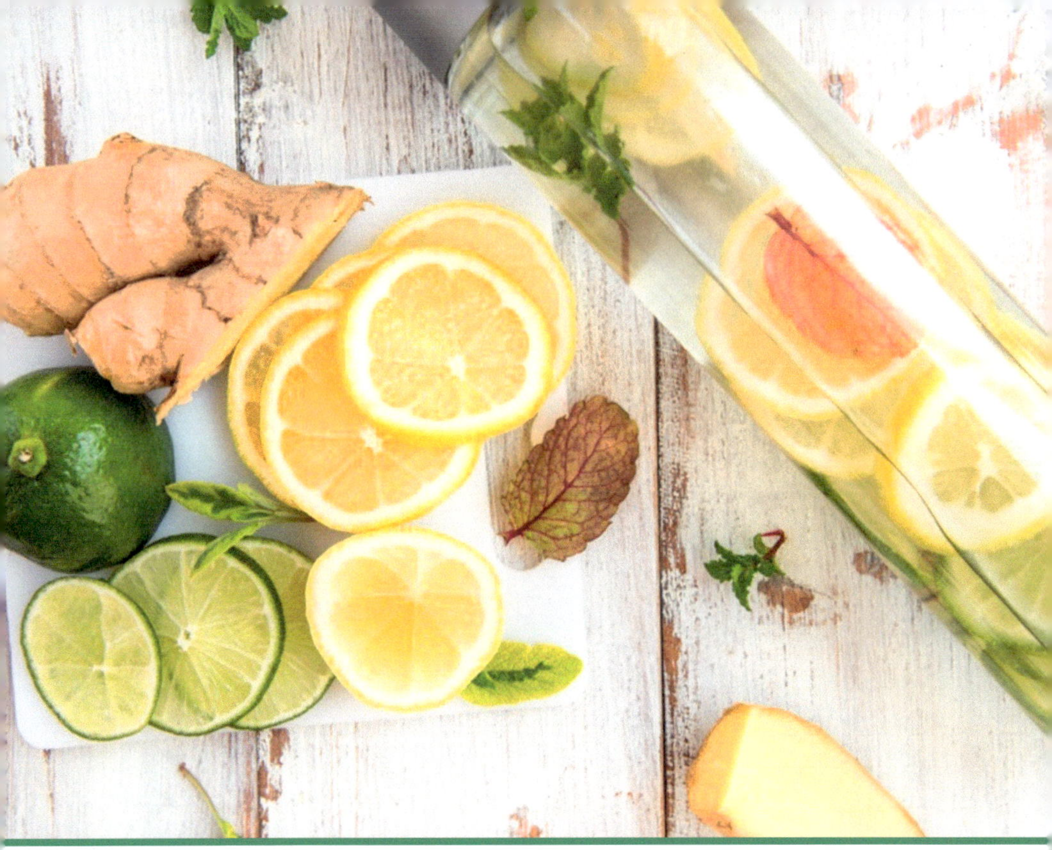

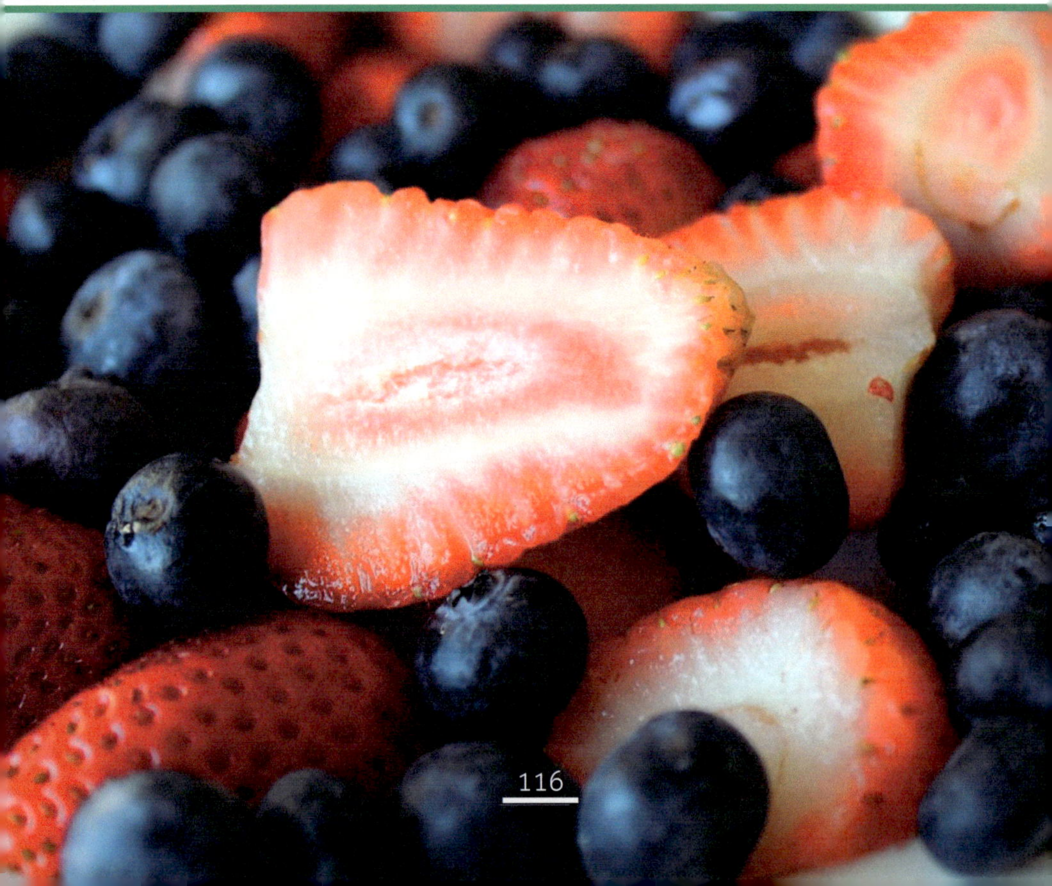

Frutas Alcalinizantes

- Manzana
- Albaricoque
- Aguacate
- Plátano (alto índice glucémico)
- Pera
- Piña
- Pasas
- Frambuesas
- Ruibarbo
- Fresas
- Mandarina
- Tomate
- Frutas Tropicales
- Sandía
- Pomelo
- Lima
- Frutas rojas del bosque tipo moras
- Cerezas ácidas
- Uvas
- Pomelo
- Melón
- Limón
- Melones
- Nectarina
- Naranja
- Melocotón

Proteínas Alcalinizantes

- Almendras
- Coco fresco
- Mijo
- Tofu (fermentado)

Edulcorantes Alcalinizantes

- Estevia

Especias y Condimentos Alcalinizantes

- Chile
- Canela
- Curry
- Jengibre
- Hierbas (todas)
- Miso
- Mostaza
- Sal Marina sin refinar
- Sal del Himalaya sin refinar

Otros Alcalinizantes

- Agua alcalina antioxidante
- Jugos de vegetales hechos en casa (extracto o licuado)
- Vinagre de sidra de manzana
- El polen de abeja

- Jugos verdes
- Agua mineral
- Los cultivos probióticos
- Kefir
- Brotes o germinados de girasol, arveja, de alfalfa etc.

Minerales Alcalinizantes

- Calcio: pH 12
- Cesio: pH 14
- Magnesio: pH 9
- Potasio: pH 14
- Sodio: pH 14

Verduras Acidificantes

- Maíz
- Lentejas
- Aceitunas
- Calabaza de invierno

Frutas Acidificantes

- Arándanos
- Frutas en conserva o glaseado
- Arándanos agrios
- Pasas
- Ciruelas
- Prunas

Granos Acidificantes

- Amaranto

- Harina de trigo
- Harina blanca
- Harina de semilla de cáñamo
- Kamut
- Macarrones, Espaguetis (pastas en general)
- Fideos
- Avena
- Quinoa (el más recomendado dentro de una dieta alcalina, ya que es el menos causante de ácido)
- Arroz (todos)
- Pasteles de Arroz
- Centeno
- Espaguetis
- Germen de Trigo
- Trigo
- Cebada
- Salvado de avena
- Salvado de trigo
- Panes
- Mijo (el segundo más recomendado dentro de una dieta alcalina)
- Maíz
- Maizena
- Galletas

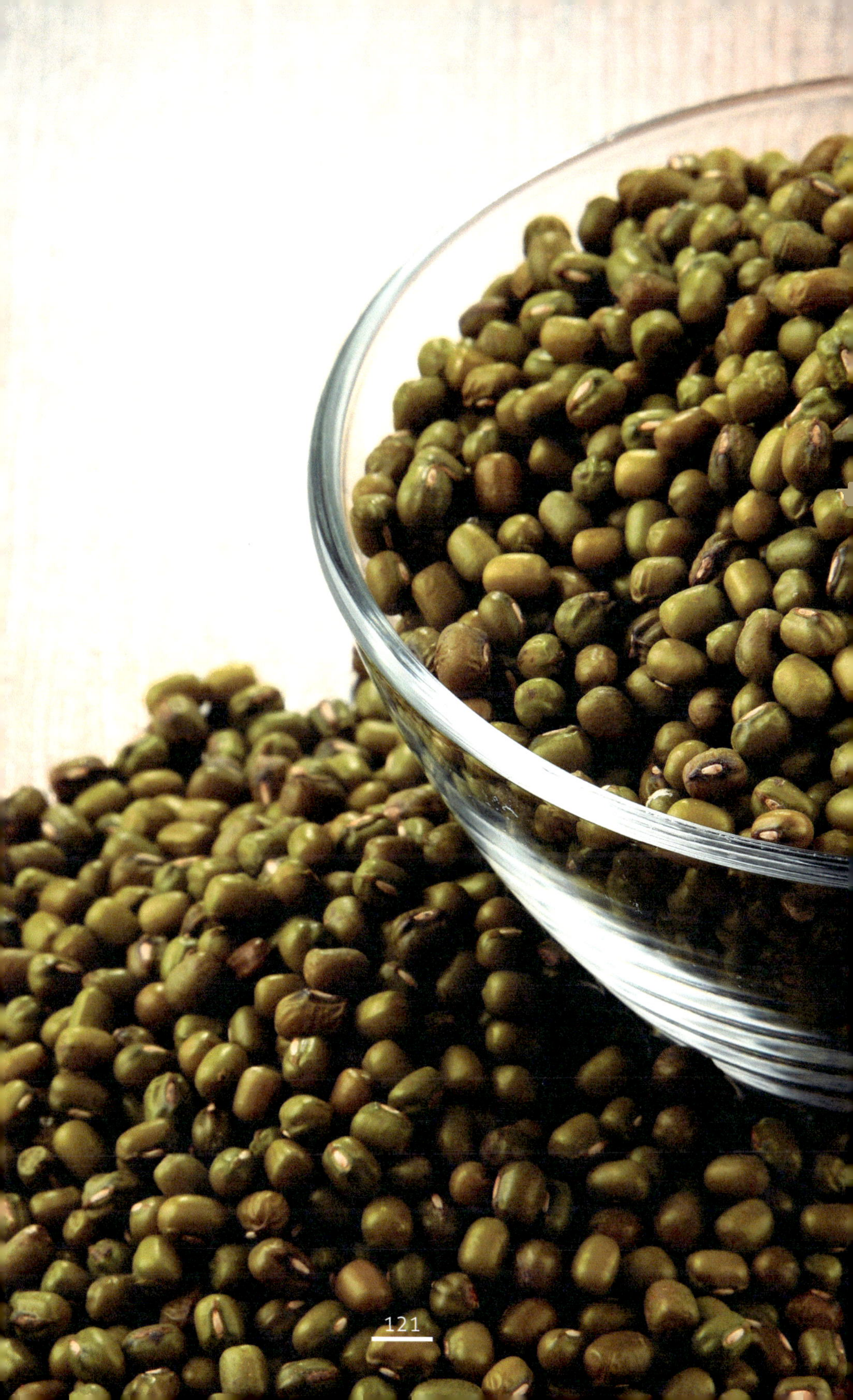

Granos y Legumbres Acidificantes

- Leche de almendras
- Frijoles negros
- Garbanzos
- Guisantes
- Frijoles
- Lentejas
- Frijoles pintos
- Frijoles rojos
- Leche de arroz
- Habas de soja
- Leche de soja
- Frijoles blancos

Lácteos Acidificantes

- Mantequilla
- Queso
- Quesos fundidos
- Helados

Frutos Secos y Mantequillas Acidificantes

- Anacardos
- Legumbres
- Manteca de cacahuete
- Cacahuates
- Pacanas
- Nueces del nogal
- Avellanas

Proteínas Animales Acidificantes

- Tocino
- Carne de res
- Almejas
- Bacalao
- Pescado
- Cordero
- Langosta
- Mejillones
- Vísceras
- Ostra
- Cerdo
- Conejo
- Salmón
- Sardinas
- Salchicha
- Vieiras
- Mariscos
- Camarón
- Atún (es uno de los pescados que mas mercurio contiene, por lo tanto es muy tóxico)
- Ternera
- Venado

Grasas y Aceites Acidificantes

- Mantequilla
- El aceite de canola
- Manteca de cerdo

- Aceite de oliva
- Aceite de cártamo
- Aceite de sésamo
- Aceite de girasol
- Aceite de maíz
- Aceite de lino
- Aceite de semillas de cáñamo

Edulcorantes Acidificantes

- Algarroba
- Jarabe de maíz
- Aspartame (veneno neurotóxico)
- Azúcares en general

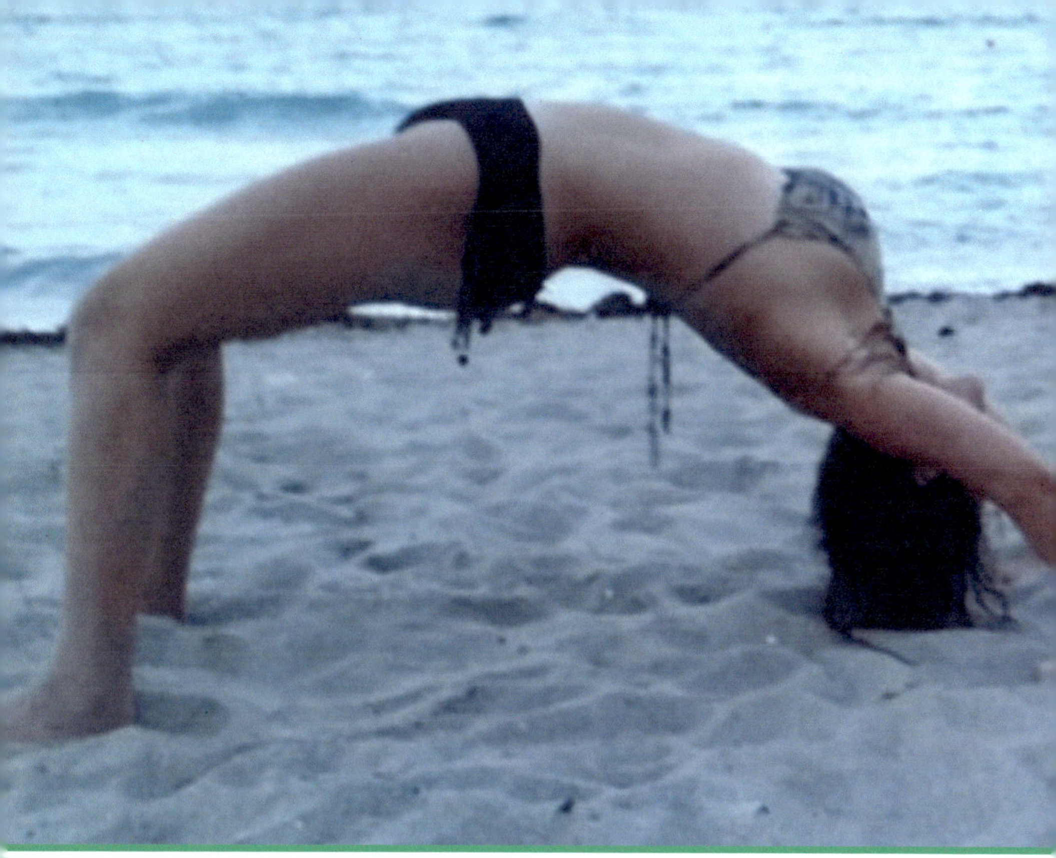

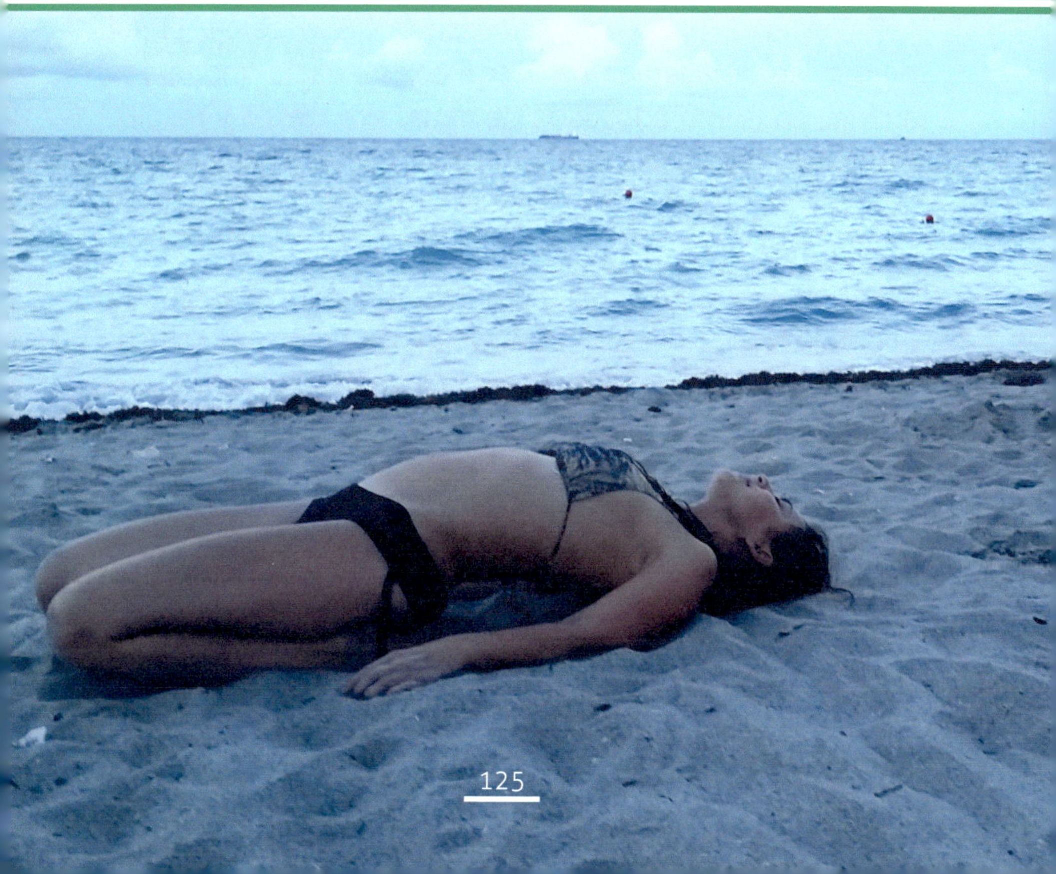

Actividades productoras de Alcalinidad/ Acidez:

Los alimentos influyen drásticamente en causar sobre acidez en el cuerpo, pero hay factores que en mi opinión son mas determinantes para crear acidez o alcalinidad, a continuación te cito algunos ejemplos:

Actividades que producen alcalinidad:

- A nivel emocional y mental: el amor, el humor sano, el perdón, la risa, el autoestima, procesos de liberación, buenas relaciones interpersonales, orar y meditar.

- A nivel físico: contacto con la tierra, tomar el sol, dormir apropiadamente, descanso, ejercicio moderado, ayunar, consumo adecuado de agua, aire fresco y respiración profunda.

Actividades que producen acidez:

- A nivel emocional y mental: el miedo, la amargura, el odio, el rencor, la envidia, las relaciones toxicas, falta de perdón, ira, negación, confusión, falta de propósito y sentido de vida.

- A nivel físico: falta de oxigeno, estrés, consumo de alimentos procesados, falta de ejercicio o ejercicio en exceso, ruido, deshidratación, comer en exceso, falta de consumir mas vegetales en su forma cruda o natural, ruido, falta de sol y contacto con la naturaleza.

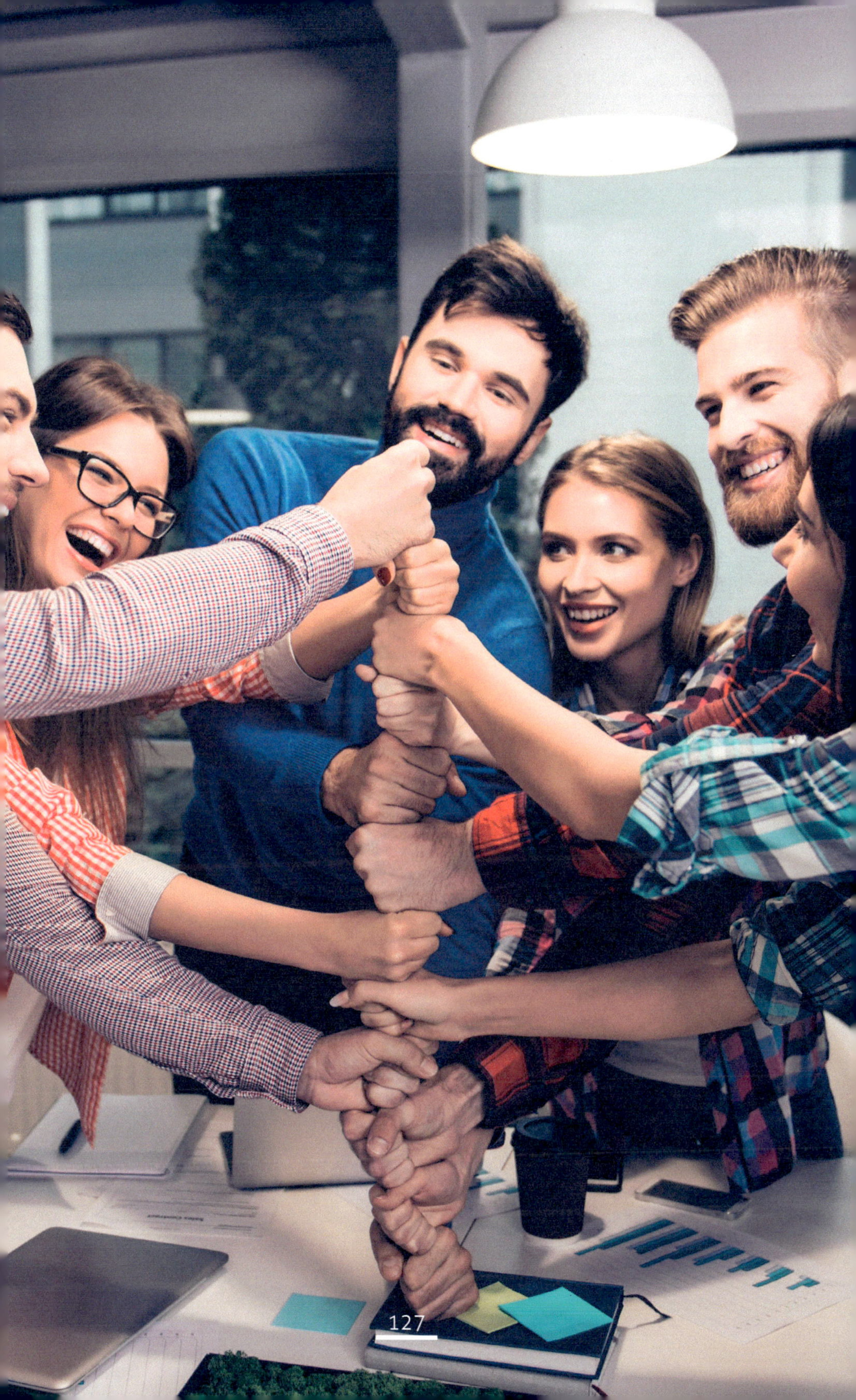

El elemento más importante, en mi opinión, para mantener una vida alcalina y de esta manera beneficiar el crecimiento de las bacterias benéficas y la salud en general, es la vitamina L, que traduce *LOVE*, en español es el *AMOR*, así que lo invito a amar, ame su cuerpo, ame a su Creador, ame a su pareja, ame su familia, ame a sus amigos, ame lo que hace, ame la naturaleza, simplemente *AME* y viva en gratitud!

PARA FINALIZAR

Como te habrás dado cuenta después de leer este libro, el microbioma influye en casi todo lo que ocurre en nosotros desde el estado de ánimo, el deseo sexual, el metabolismo, la inmunidad hasta la percepción que se tiene de la realidad y del mundo.

Hoy en día no podemos desconocer que nuestros organismos intestinales participan en una gran variedad de acciones fisiológicas, incluyendo el funcionamiento del sistema inmunológico, la producción de neurotransmisores, la desintoxicación, la inflamación, la absorción de nutrientes, el metabolismo y procesamiento de carbohidratos y grasas. Todos estos procesos influyen en si las personas desarrollan alergias, asma, sobrepeso, diabetes, demencia y cáncer.

El microbioma ayuda a determinar si la persona es delgada o con sobrepeso, si el estado de animo que predomina es bueno o se inclina a la depresión, si es enérgica o letárgica. En pocas palabras el Microbioma influencia en todo lo relacionado a la salud y el bienestar físico y emocional de una persona en general.

Termino con estas palabras

Cuida tú Microbioma y el cuidará de ti

Con Amor Salud Y Vida

Mis recetas

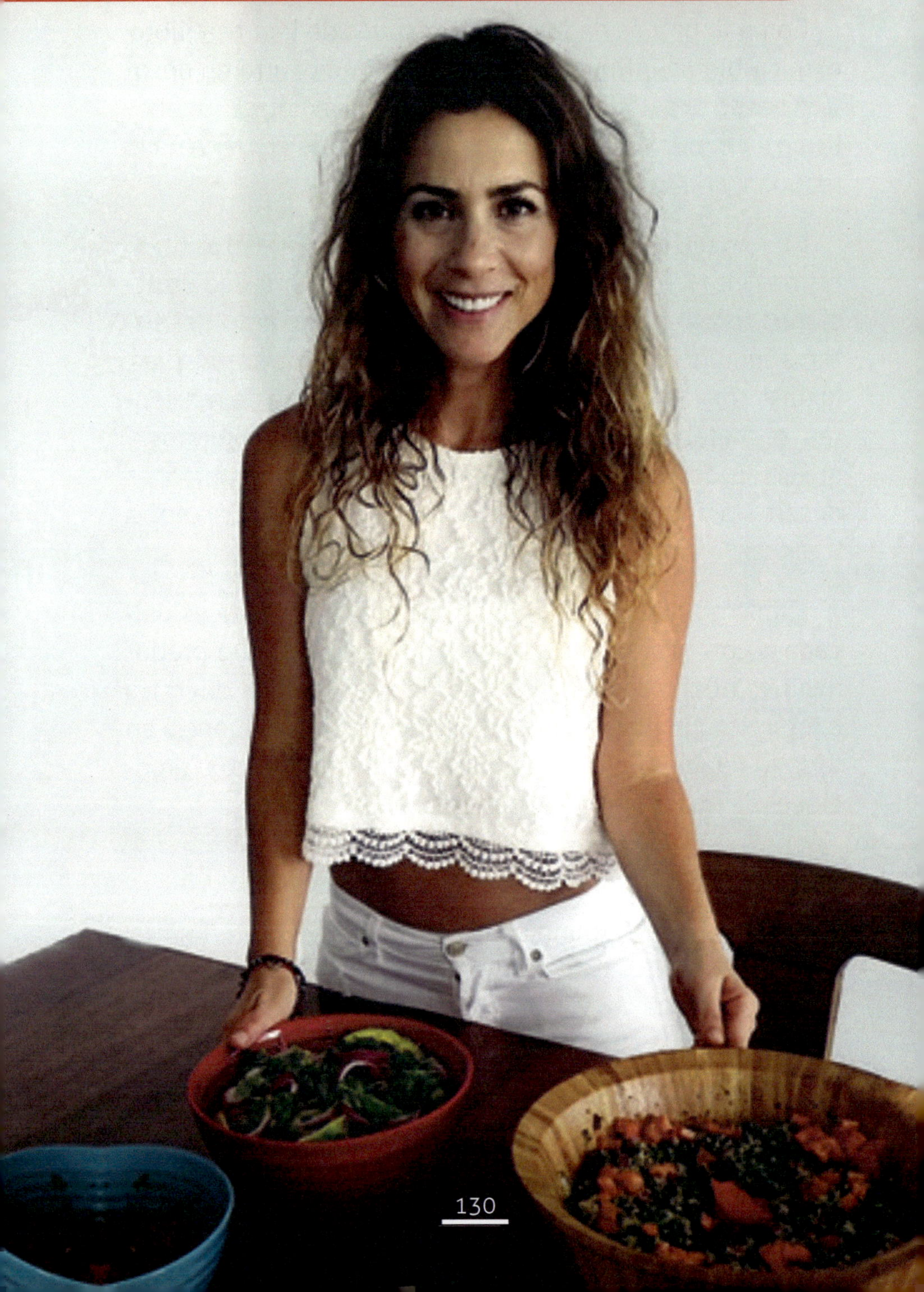

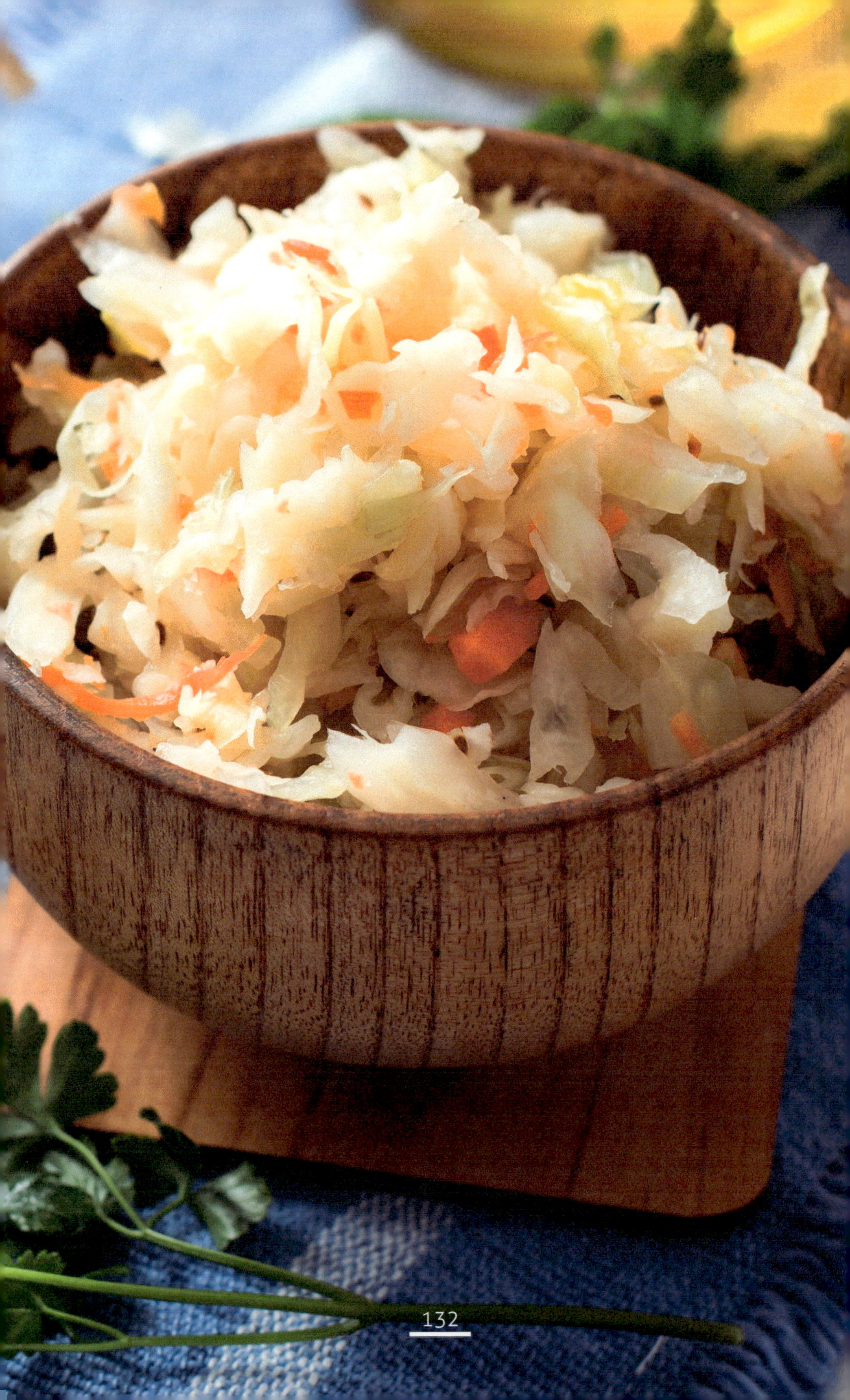

FERMENTOS

CHUCRUT

Es uno de mis alimentos preferidos, es rico en vitaminas, minerales, aparte es muy fácil de preparar y contiene muchos lactobacilos.

Ingredientes:

- 1 Col o repollo (mi favorita es el repollo morado)
- 1 Cucharada de sal del Himalaya o sal celtica sin refinar (son sales puras y sin químicos)
- Agua
- Frasco de cristal

Preparación:

Se pica fino el repollo, menos un par de hojas que se reservan para más adelante. Se pone en un taza grande y se echa la sal. A continuación se "masajea con las manos limpias" durante unos 10 minutos. Usted verá que su volumen se reduce considerablemente y que empieza a soltar agua.

Ahora se rellena el frasco con el repollo y se presiona con fuerza hacia abajo apretándolo bien. Cuando queden 2 o 3 dedos para llegar a la boca del frasco, se pone un par de hojas enteras de repollo para que haga de aislante y se presiona sobre ellas. Se deja algo que haga de peso haciendo presión hacia abajo (yo uso libros para generar pesos o puede usar botellas llenas de arena). En lugar de cerrarlo con la misma tapa del frasco, se pone una tela (toalla, trapo de cocina de lino, etc.) donde pondría la tapa y se sujeta con una liga o goma.

Se mantiene el frasco a temperatura ambiente, evitando la luz directa, donde estará fermentando de 1 a 2 semanas (cuanto más tiempo se deje más fuerte es su sabor). Si es la primera vez que lo prepara pruebe con 5 días, empiece a probarlo, si es de su gusto, póngalo en el refrigerador y ahí se mantiene hasta 6 meses.

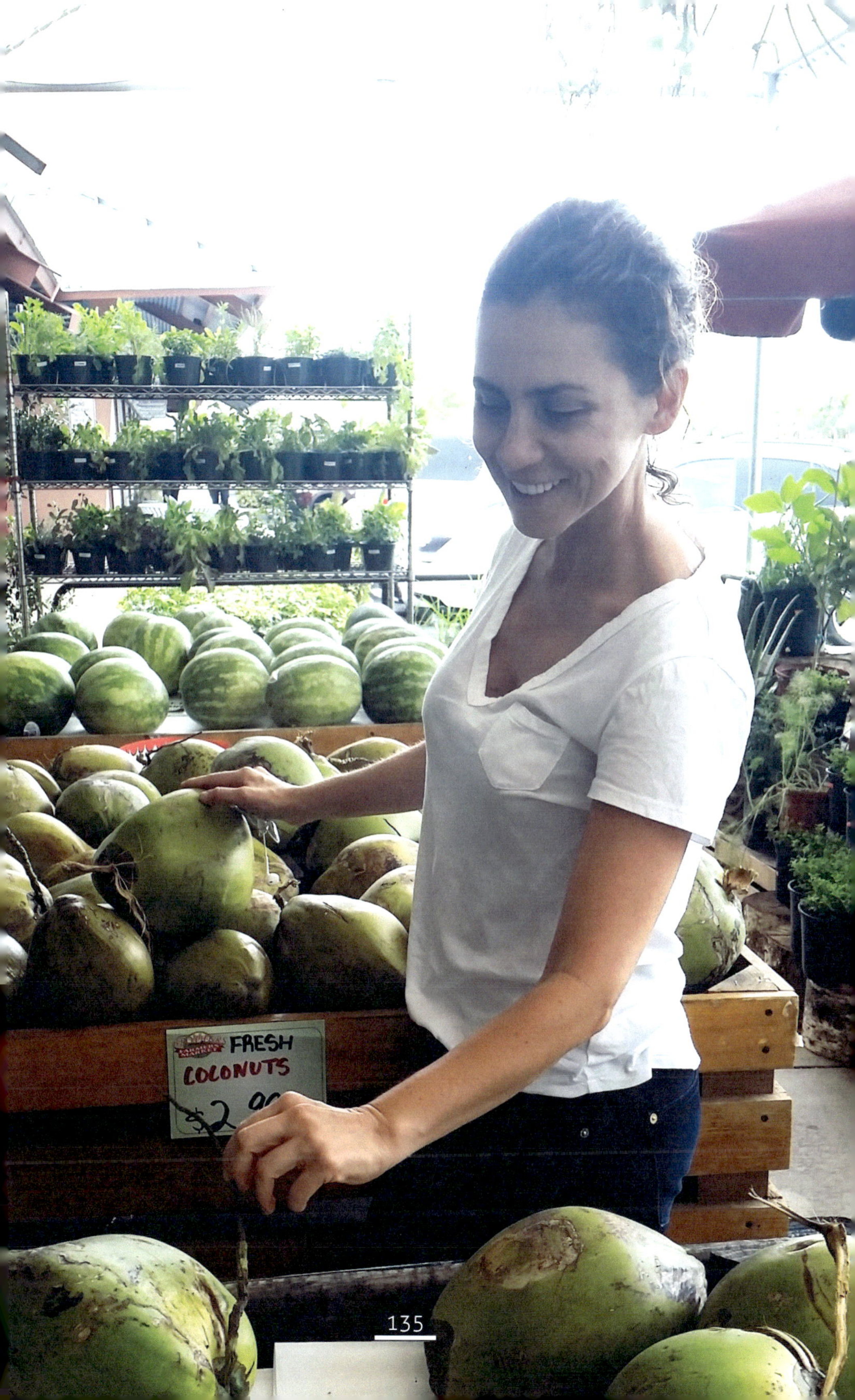
FRESH
COCONUTS

BEBIDAS

COCOLADA

Ingredientes:

- 4 Tazas de leche de coco
- 2 Limones o limas (jugo o enteras, sin cáscara)
- Pizca de sal del Himalaya
- 3 Tazas de hielo
- 1 Cucharada de aceite de coco
- Estevia a gusto
- 1/2 Cucharada de extracto vainilla

Preparación:

¡Todo a la licuadora! Sírvase bien fría, como aperitivo.

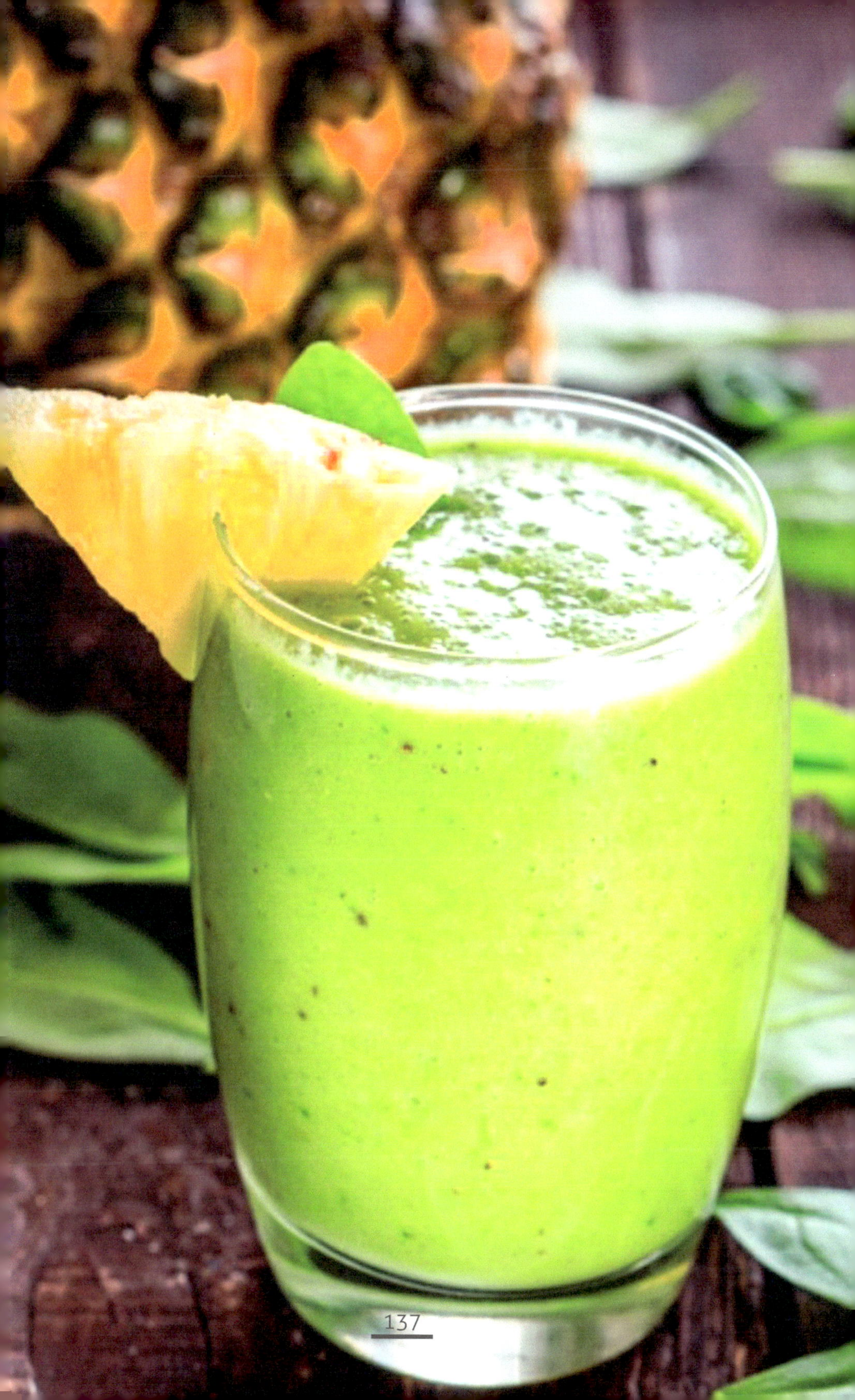

SMOOTHIE DE PIÑA Y CILANTRO

El cilantro es excelente para ayudar al cuerpo a desintoxicarse y eliminar todos los metales pesados, la piña contiene muchas enzimas anti-inflamatorias y el agua de coco está llena de nutrientes, electrolitos y es muy alcalina, todos estos ingredientes hacen de esta receta una gran alternativa para el desayuno o después de hacer ejercicio.

Si usted lo va a tomar después del ejercicio, sugiero añadir un poco de Chlorella para aumentar los beneficios y traer más proteínas para recuperar el cuerpo.

Ingredientes:

- 1/2 Taza de leche de coco
- 1 Zumo de lima
- 3 Tazas de piña congelada
- 1/2 Manojo de cilantro fresco
- 1 Taza de Agua de coco

Preparación:

Combinar la leche de coco, el jugo de limón, la piña, el cilantro y una taza de agua de coco en una licuadora de alta potencia. Mezclar hasta que esté suave, agregar el agua de coco, según sea necesario para el espesor deseado.

Disfrutar inmediatamente o almacenar en un recipiente hermético en el refrigerador hasta por 24 horas.

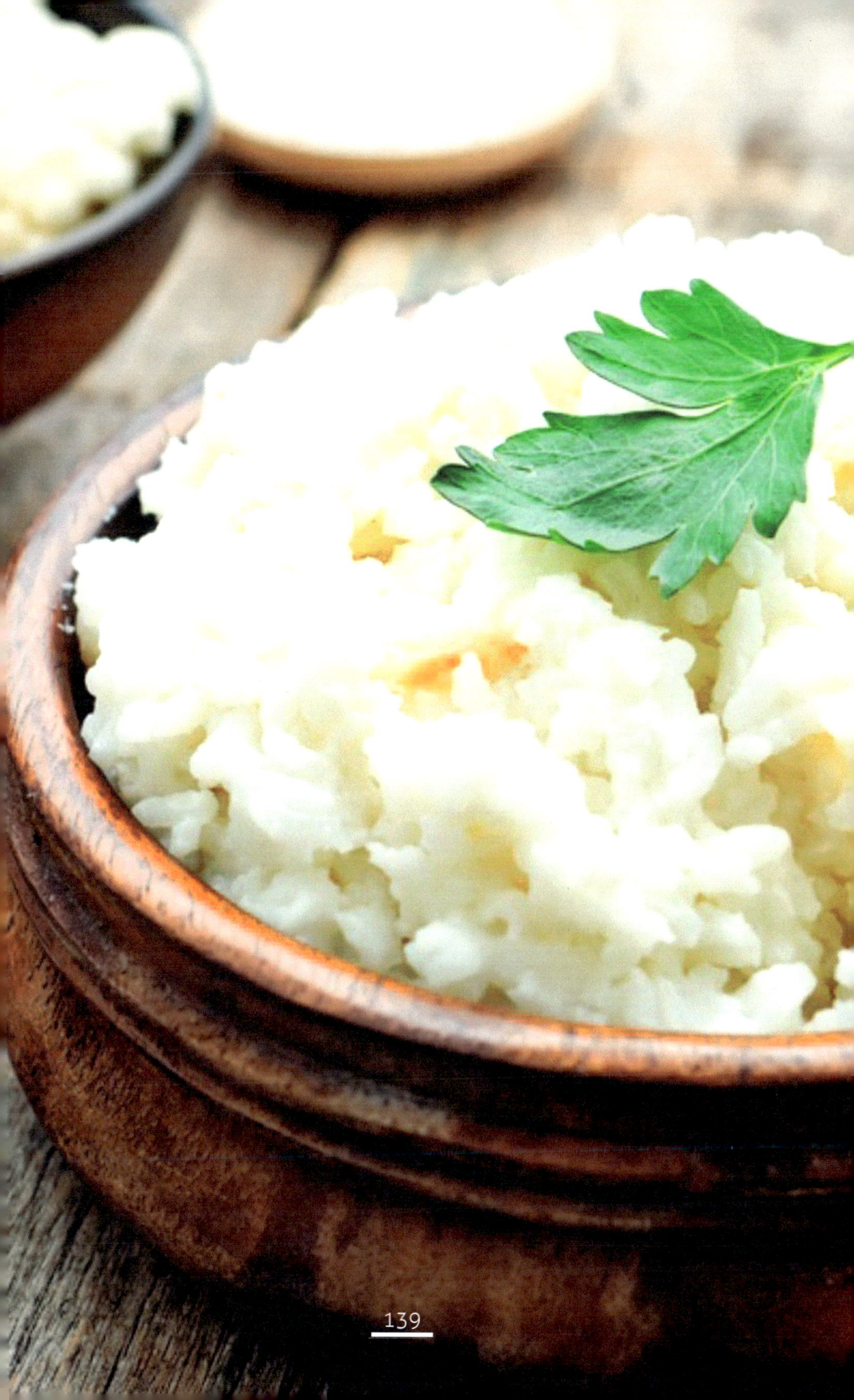

PLATOS FUERTES

COLIFLOR A LA PARMESANA VEGANO

Ingredientes:

- 1 Coliflor en cabeza, cortado en pedazos, el tallo cortado en trozos pequeños si lo desea, o simplemente dejelo entero.
- 1/2 Cucharada de sal del Himalaya
- 1/4 Cucharada de pimienta negra
- 1/2 Cucharada de cúrcuma
- 1 Cucharada de levadura nutricional, esto le dará el sabor a queso parmesano.
- 1/2 Cucharada de chile en polvo o pimentón o pimienta cayena
- Pizca de romero y ajo en polvo
- 1 Cucharada de aceite (aguacate, aceite de semilla de uva)

Preparación:

1. Precalentar el horno a 450 ° F. Rosea la cucharada de aceite sobre una bandeja para hornear.

2. Extiende la coliflor a lo largo de la bandeja, echar en el aceite y espolvorear con el resto de los ingredientes. Asegúrese de que la coliflor se coloca en una capa uniforme, la mayor cantidad de espacio entre las piezas como sea posible. Si es necesario, dividir entre dos bandejas.

3. Hornear durante 20-30 minutos, revolviendo una vez. Cuando el coliflor estén crujientes y dorados, esta listo.

4. Servir por sí mismo, sobre la quínoa, o sobre pasta de quínoa, patatas dulces, o como relleno para tacos, burritos, envolturas, etc. Puedes decorar con aderezo de pasta de sésamo, o alioli, si se desea.

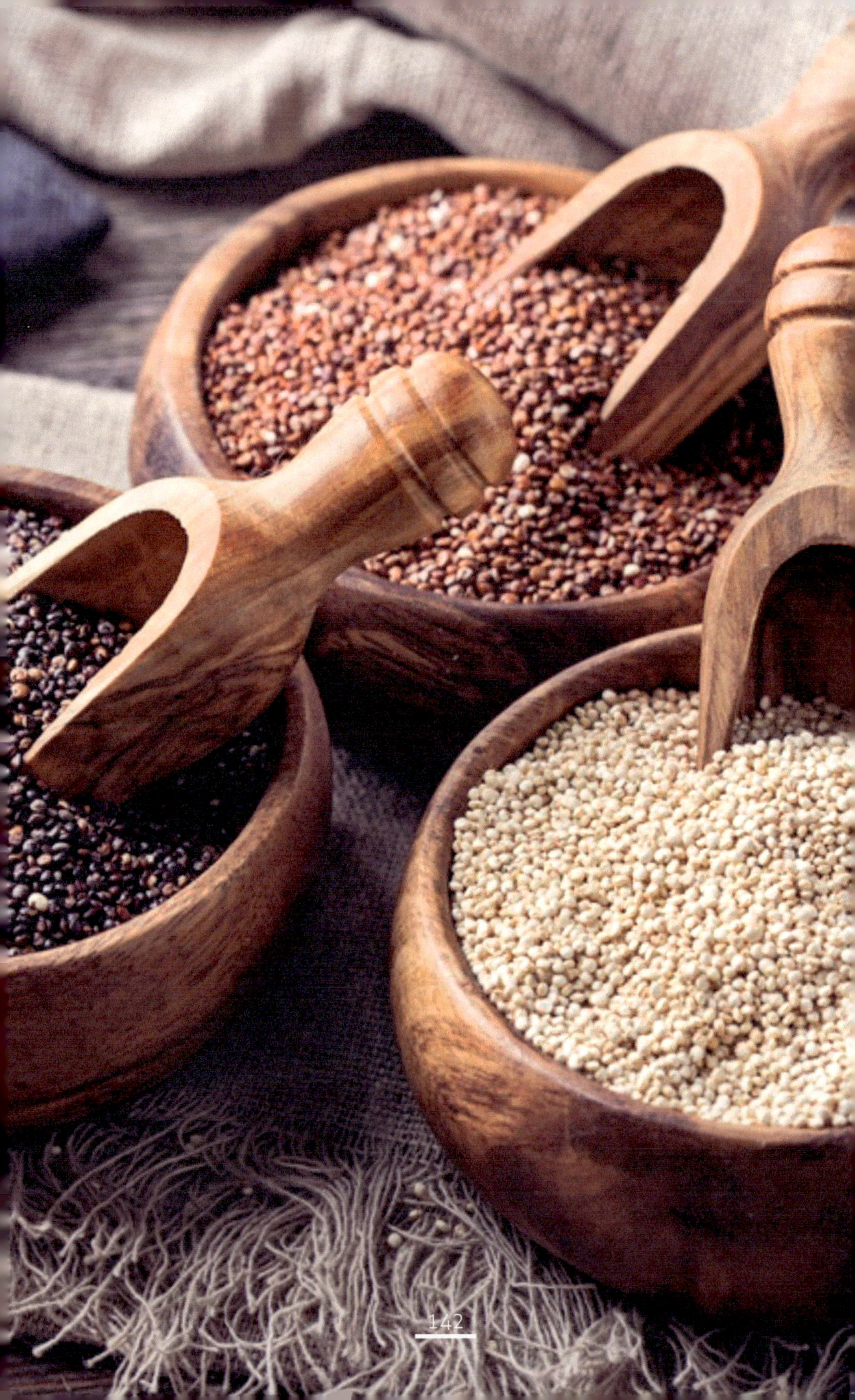

QUÍNOA A LA CRIOLLA

La quínoa es algo más que una alternativa interesante. Nuestro sistema de clasificación de alimentos lo calificó como una buena fuente de algunos nutrientes muy importantes, incluyendo el cobre, manganeso, fósforo, y magnesio y mucho mas!

La quínoa es libre de gluten, alta en proteínas y uno de los pocos alimentos de origen vegetal que contienen los nueve aminoácidos esenciales. ¡Simplemente me encanta!

Ingredientes:

- 150 gr. de Quínoa (dejar en agua la noche antes)
- 1 Aguacate
- 1/2 Pimentón rojo
- 1 Cebolla roja
- 1/2 Pepino cohombro
- 1 Tomate
- 1 Limón
- 2 Ramas de menta fresca
- 4 Ramas de cilantro fresco
- 2 Ramas de perejil

- 4 Cucharadas de aceite de oliva
- Sal y pimienta

Preparación:

1. Poner a calentar 300 ml. de agua salada, cuando empiece a hervir añadir la quínua, tapar y cocer a fuego bajo durante 10 minutos, apagar el fuego y dejar reposar 5 minutos sin destapar, estirar en una bandeja para que se enfríe.

2. Pelar, deshuesar y cortar el aguacate en daditos. Lavar los pimientos, la cebolla, el pepino y el tomate, cortar todo en daditos pequeños. Exprimir el limón para extraer su zumo. Lavar, secar y picar la menta, el cilantro y el perejil.

3. Mezclar la quinua con todas las verduras y las hierbas frescas, añadir el aceite de oliva, el zumo de limón, sal y pimienta. Servir en los platos con la ayuda de un molde cilíndrico decorando con más aguacate. Me encanta la papa dulce deshidratada y la remolacha como acompañante.

Puedes remplazar la menta por yerbabuena.

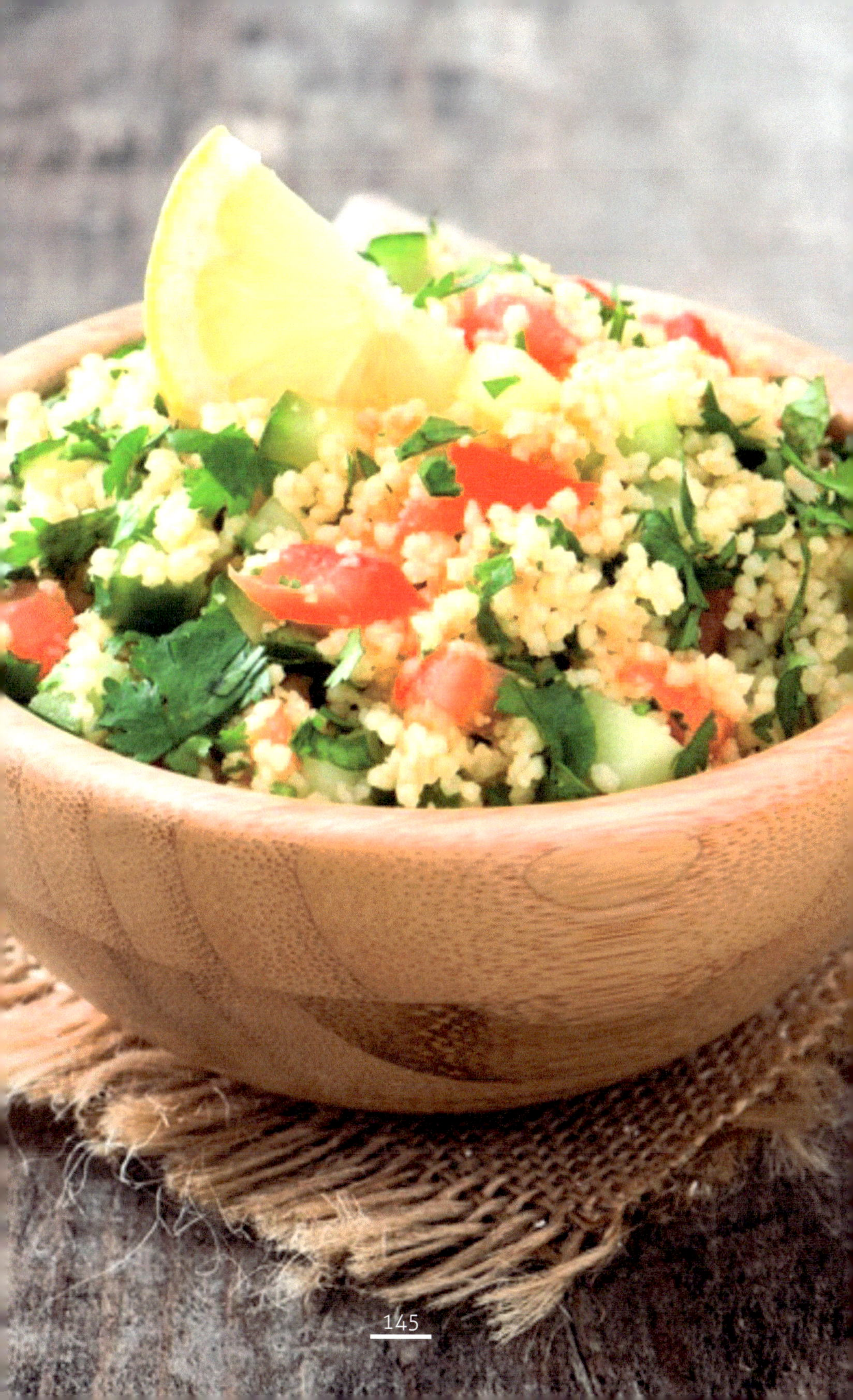

TABBOULEH DE MILLO

El millo es aun mejor que la quínoa en mi opinión, es un alimento alcalino y libre de lectina, por lo cual es fantástico para la salud del microbioma y el intestino.

Ingredientes:

- 1 Taza de millo, (remojado en agua durante 8 horas) bien enjuagados
- 1/2 Cucharada de sal marina o sal del Himalaya
- 2 Cucharadas de jugo de limón fresco
- 2/3 Tazas de hoja plana de perejil picado
- 1/2 Taza de menta fresca picada
- 2 Cebolletas, en rodajas finas
- 1 Diente de ajo picado
- 1 Pepino grande orgánico
- 3 Tomates orgánicos cortados en trozos pequeños.
- Una pizca de pimienta y 1/2 taza de aceite de oliva virgen extra

Preparación:

1. Lavar el millo y ponerlo con 1/2 cucharadita de sal y 1 taza de agua a hervir en una cacerola mediana a fuego alto. Reduce el fuego a medio-bajo, tape y cocine a fuego lento, hasta que el millo esté tierno, aproximadamente 10 minutos. Retirar del fuego y dejar reposar, tapado, durante 5 minutos. Revolver con un tenedor.

2. Mientras tanto, bata el jugo de limón y el ajo en un tazón pequeño. Incorporar gradualmente en aceite de oliva. Agregue al gusto la sal y la pimienta.

3. Extienda el millo para que se enfrié. Pasar a un tazón grande; mezcle en 1/4 taza de aderezo.

4. Añadir pepino, tomates, hierbas y cebolletas al recipiente con el millo; mezclar bien. Sazone al gusto con sal y pimienta. Rociar el resto del aderezo.

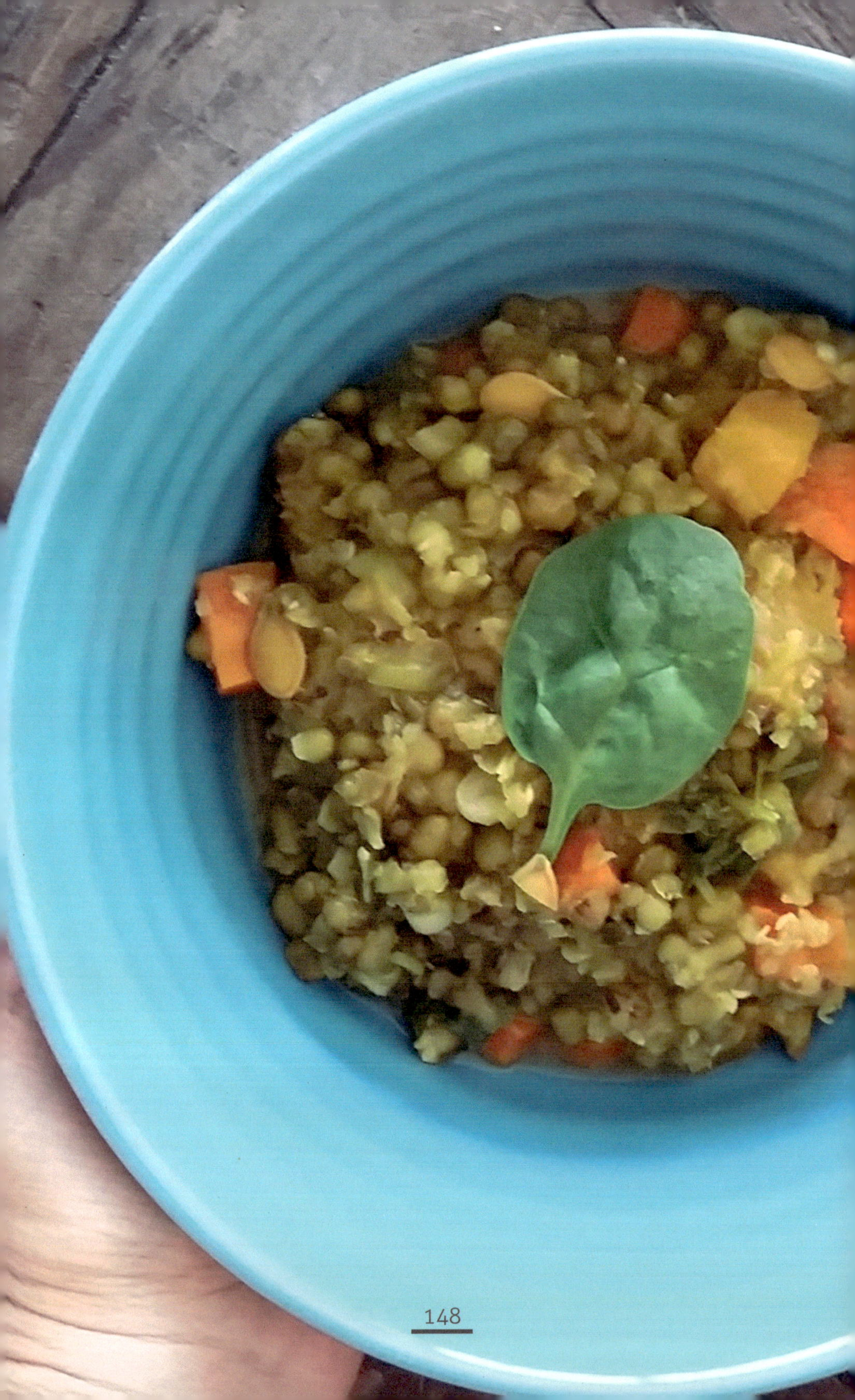

FRIJOL MUNGO CON AHUYAMA

Ingredientes:

- 1 Taza de fríjol mungo entero
- 5 Tazas de agua
- 2 Tazas de ahuyama en trozos de 0,5 a 1,5 cm
- 1 Taza de zanahorias, en trozos de 0,5 a 1,5 cm
- 2 Cucharadas de aceite de coco
- 1 Cucharada de cúrcuma
- 1 Cucharada de jugo de limón
- 2 Cucharadas de sal marina
- 1/2 Cucharada de raíz de jengibre fresco picado
- 1 Ají verde pequeño finamente picado
- 1 Cucharada de semillas de comino
- Hojas frescas de cilantro picado
- Cebolla larga picada

Preparación:

1. Lave y escurra el agua de los fríjoles hasta que esta salga clara y deje en remojo toda la noche. Al día siguiente bote el agua y lávelos de nuevo.

2. Lave y corte las verduras.

3. Caliente las 2 cucharadas de aceite de coco en una cacerola grande y pesada. Añada la cúrcuma y el jugo de limón, y sofría durante 30 segundos a fuego lento.

4. Agregue los fríjoles moungo y saltee durante 1 a 2 minutos.

5. Añada las verduras picadas y revuelva por uno o dos minutos. Incorpore el agua, la sal y el jengibre; lleve a ebullición a fuego alto.

6. Luego, cubra y reduzca el fuego a medio-bajo. Deje cocinar de 45-60 minutos o hasta que los fríjoles se hayan ablandado.

Adorne con hojas frescas de cilantro picadas y con coco.

Acompañe con quínoa y ensalada

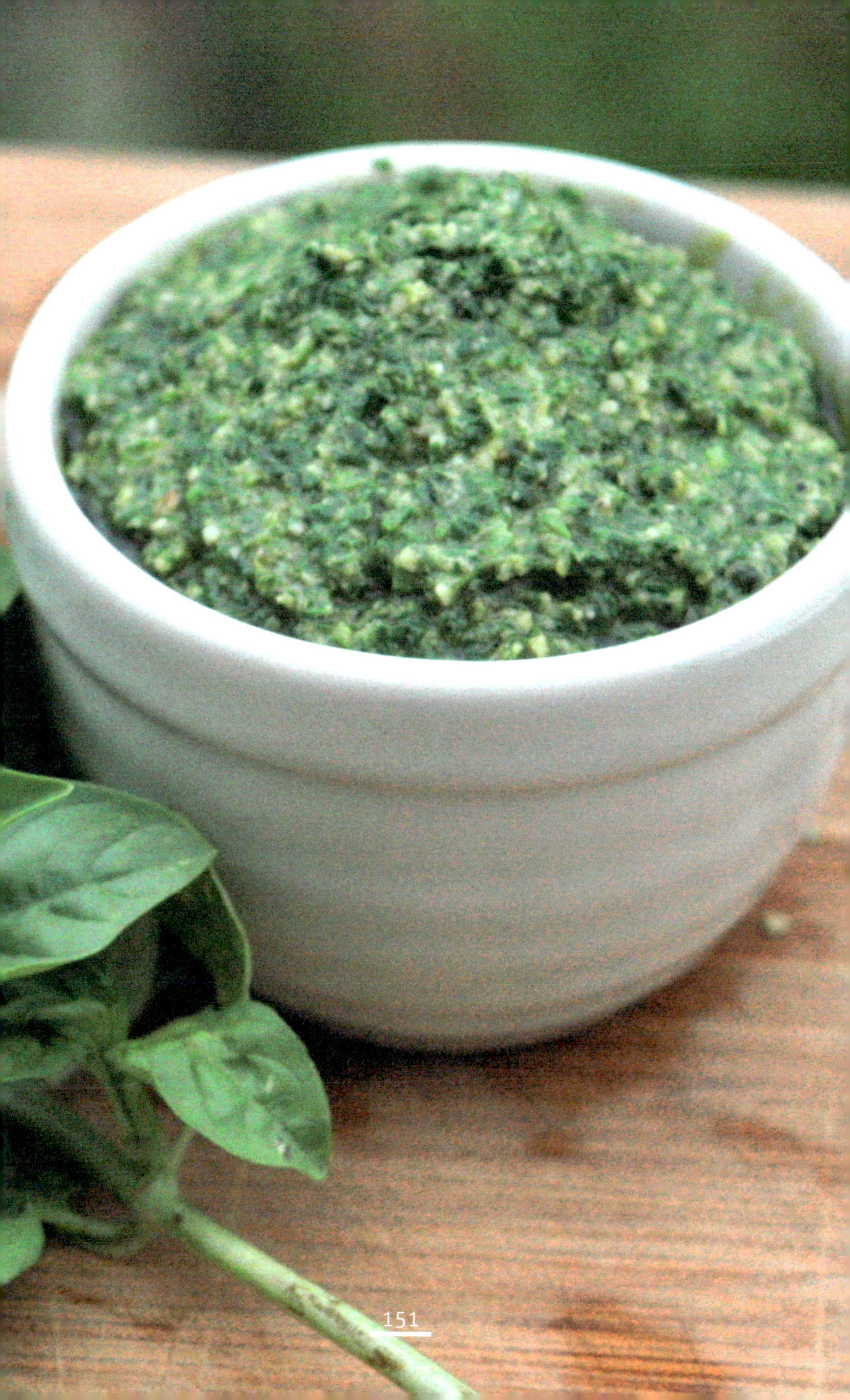

PESTO DE ALBAHACA VEGANO Y LIBRE DE GLUTEN

Ingredientes:

- 2 Tazas de albahaca fresca
- 1/2 Taza de nueces de piñones
- 1/2 Taza de aceite de oliva
- 3-4 Cucharadas de jugo de limón
- 3 Dientes de ajo
- 1/2 a 1 Cucharadita de sal del Himalaya

Preparación:

1. Poner todos los ingredientes en un procesador de alimentos.

2. Mezclar hasta alcanzar la consistencia deseada.

3. Conservar en frasco de vidrio hermético en la nevera o en el congelador.

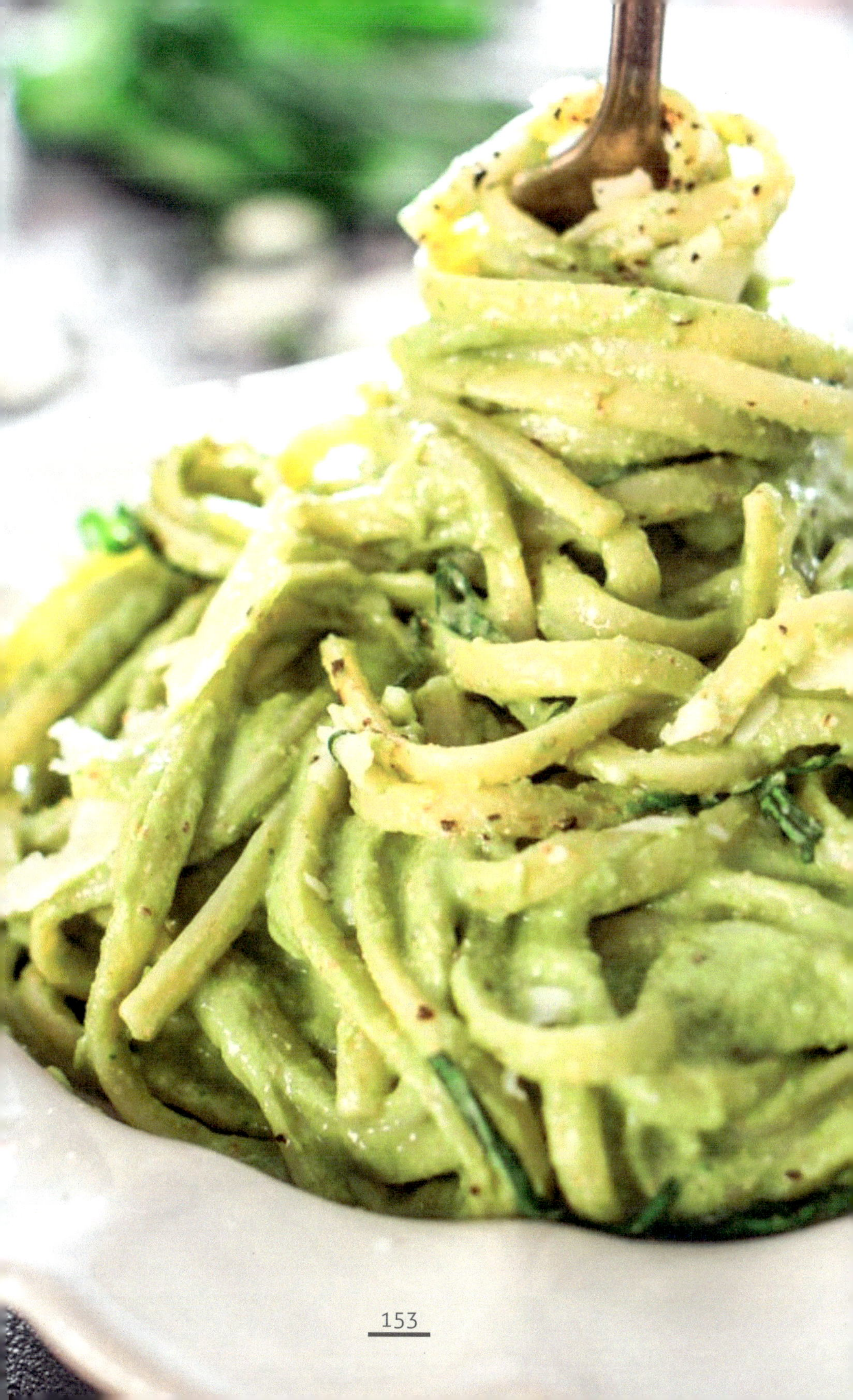

PASTA DE CALABACIN CRUDO

Es tiempo de primavera, que significa esto, que es hora de hacer recetas frescas. Te invito a probar esta receta, es muy fácil, muy saludable y muy baja en calorías.

Necesitará un spiralizer para vegetales. Basta con meter un calabacín cortados en el spiralizer y girar la manivela para crear montones de fideos. Si no tienes uno de estos puedes ser creativo y cortar el calabacín en tiras. Luego cubre el calabacín del pesto descrito a continuación, algunos tomates tipo cherry y un poco de perejil.

Receta pesto

Ingredientes:

- 2 Tazas de albahaca fresca
- 1/2 Taza de semillas de girasol o semillas de sésamo
- 1/2 Taza de aceite de oliva
- 3-4 Cucharadas de jugo de limón
- 3 Dientes de ajo
- 1/2 a 1 Cucharada de sal del Himalaya o sal marina gris.

Preparación:

1. Poner todos los ingredientes en un procesador de alimentos.

2. Mezclar hasta alcanzar la consistencia de la pasta deseada.

3. Verter sobre los tallarines de calabacín y mezcle con tomates cherry en rodajas y un poco de perejil.

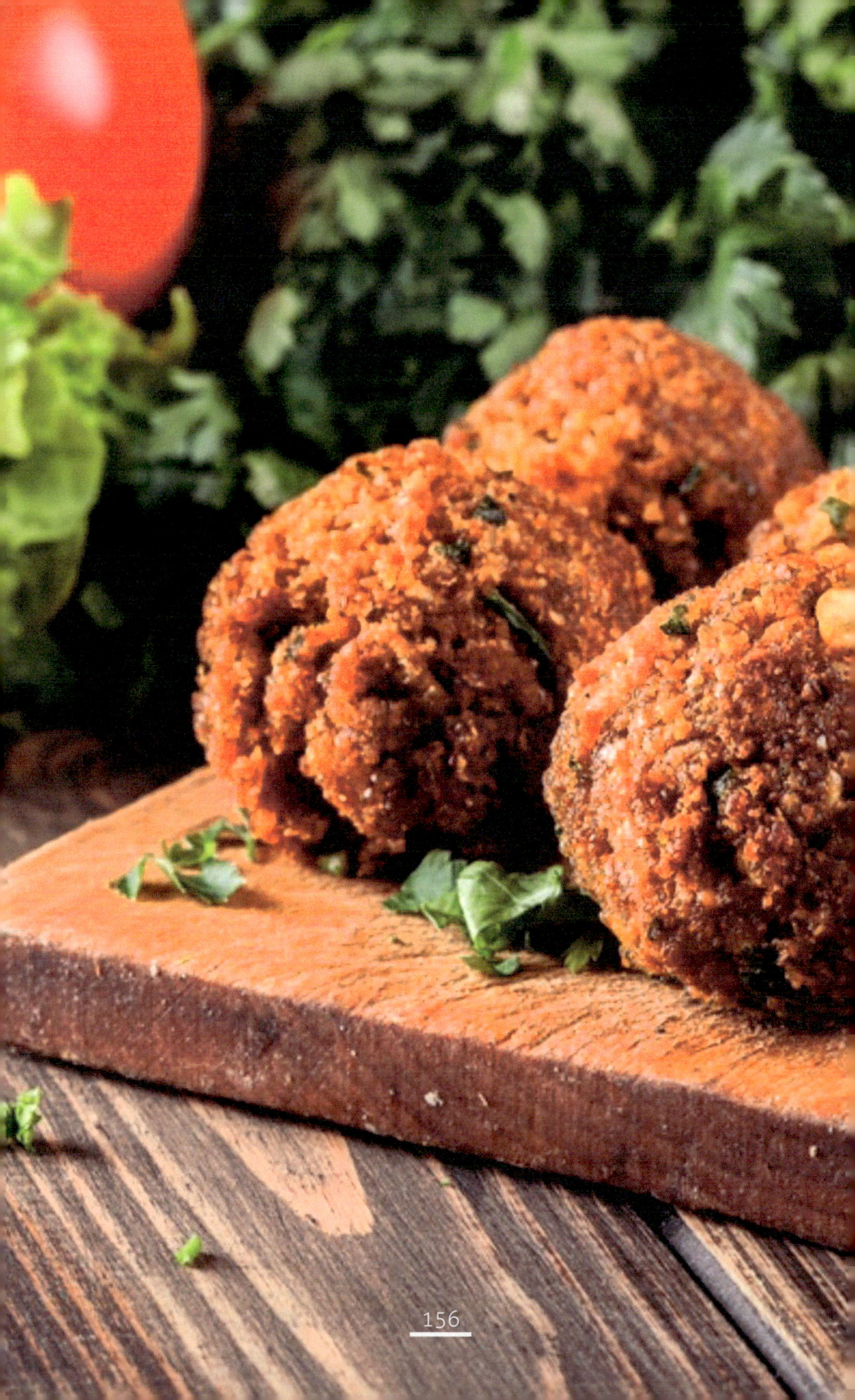

FALAFEL VEGANO:

Ingredientes:

- 1 Libra de garbanzos
- 1 Cebolla roja picada
- 3 Dientes de ajo picados
- 1 Taza de hojas de perejil, cilantro y yerbabuena picadas
- 1 Cucharada de comino
- 1 Cucharada de Páprika
- 1/2 Cucharada de canela en polvo
- 1 Pizca de pimienta
- 1 Pizca de nuez moscada
- 1 Pizca de pimienta de cayena
- 1 Cucharada de polvo de hornear
- 1 Cucharada de aceite de oliva
- Sal del Himalaya al gusto
- 1/2 Taza de ajonjolí

Preparación:

1. Ponga a remojar los garbanzos por 24 horas, cambiándoles el agua varias veces, escúrralos bien, tritúrelos en en el procesador.

2. Pase la mezcla a una taza y reserve. Procese la cebolla, el ajo, las hojas de perejil, cilantro y la yerbabuena, previamente picadas para facilitar el proceso, mezcle con los garbanzos, agregue las especias, el polvo de hornear, la sal y el aceite de oliva, y amase bien. Debe quedar una masa grumosa algo húmeda, fácil de trabajar con las manos. Agregue el ajonjolí, mezcle. Deje reposar la masa por 30 minutos.

4. Forme bolitas de 5 centímetros de diámetro más o menos, aplanelas un poco. Congélelas para que no se desbaraten al freír, fríalas en aceite de semilla de uva caliente, hasta que doren. Por favor usa el horno para hacerlas más saludables!

5. Retírelas y escurra sobre papel absorbente.

Acompañe con humus del Líbano (tahine), tabule y pan árabe hecho en casa con harina de quínoa, millo o trigo sarraceno.

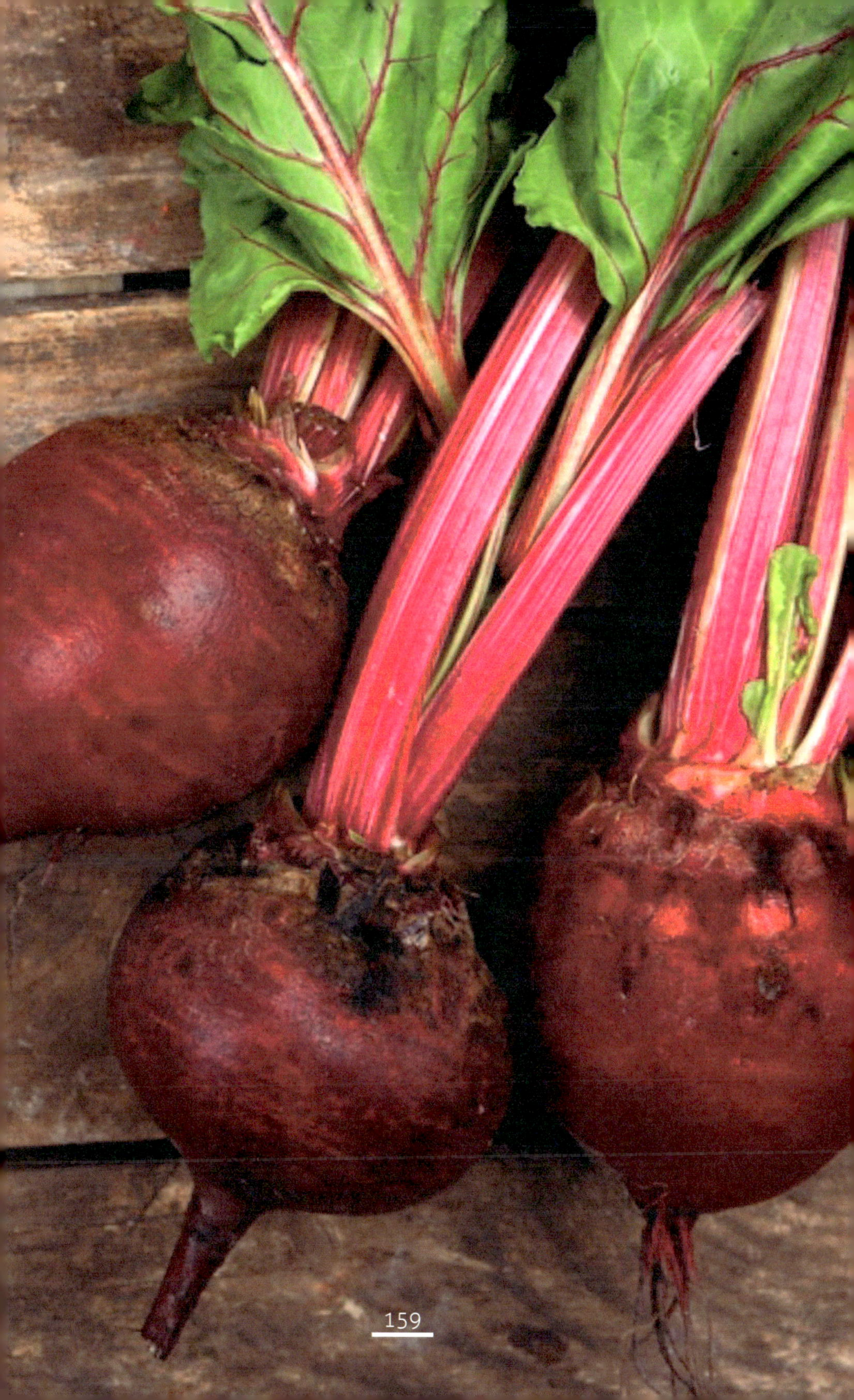

SOPA Y ENSALADAS

SOPA DE REMOLACHA

Simple y con pocas calorías, esta sopa de remolacha y repollo rojo con un fondo de eneldo fresco, te proporciona valiosos nutrientes y poderosos antioxidantes que protegen y reparan el ADN de los efectos dañinos de los radicales y previene envejecimiento prematuro. Los Fito nutrientes conocidos como antocianinas son los que dan a la remolacha y repollo rojo su profundidad de color magenta.

Ingredientes:

- Aceite virgen de coco 1 - ½ cucharadas
- 1 a ½ Taza de cebolla picada
- 2 Dientes de ajo, picados
- 6 Tazas de caldo de verduras
- 3 Tazas de remolacha en juliana
- 1 Taza de zanahoria en juliana
- 1 Taza de guisantes verdes
- 1 Taza de apio cortado en cubitos
- 2 Hojas de laurel
- 1/4 Taza de vinagre de sidra de manzana

- 1/2 Cucharadita de sal del Himalaya o sal marina
- 1 ½ Taza de queso repollo morado
- 3/4 Tazas de eneldo picado de malezas
- Agrega un poco de cilantro si deseas por encima.

Preparación:

1. Coloque el aceite, la cebolla y el ajo en una olla grande y cocine hasta que las cebollas se ablanden, unos 5 minutos.

2. Añadir los ingredientes restantes, excepto el eneldo, y llevar a ebullición.

3. Bajar el fuego, tapar y cocer a fuego lento durante 40 minutos. Añadir el eneldo justo antes de servir. Rinde 8 porciones.

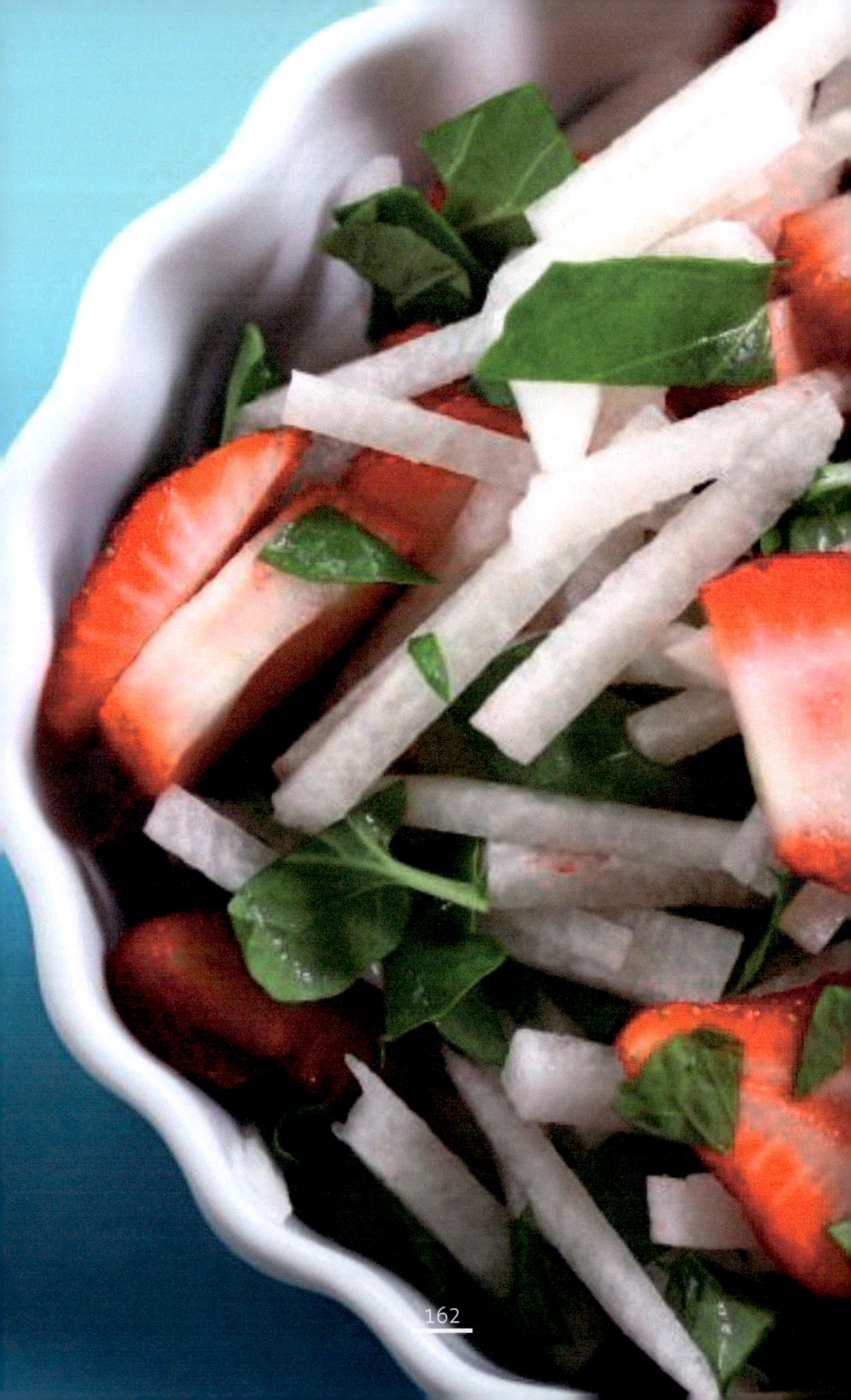

ENSALADA DE VERANO

Ingredientes:

- 1/2 Cebolla roja mediana, cortada en juliana
- 2 Jícamas, peladas y cortadas en juliana
- 1 Taza de fresas (organicas)
- 1/4 Taza de cilantro, picado
- 2 Cucharadas de jugo de limón
- 1 Cucharada de miel no pasteurizada
- Sal del Himalaya al gusto
- 1/4 Taza de berro

Preparación:

1. Coloque las rodajas de cebolla en un colador sobre un recipiente y se sazona con sal. Coloque un peso sobre la parte superior y deje reposar durante 10 minutos para empujar hacia fuera el líquido.

2. Añadir los ingredientes restantes a una ensaladera medio.

3. Combinar la cebolla con el resto de los ingredientes y revuelva ligeramente.

Sirve para 6 personas.

Nota: ¡Prepara una vinagreta a tu gusto!

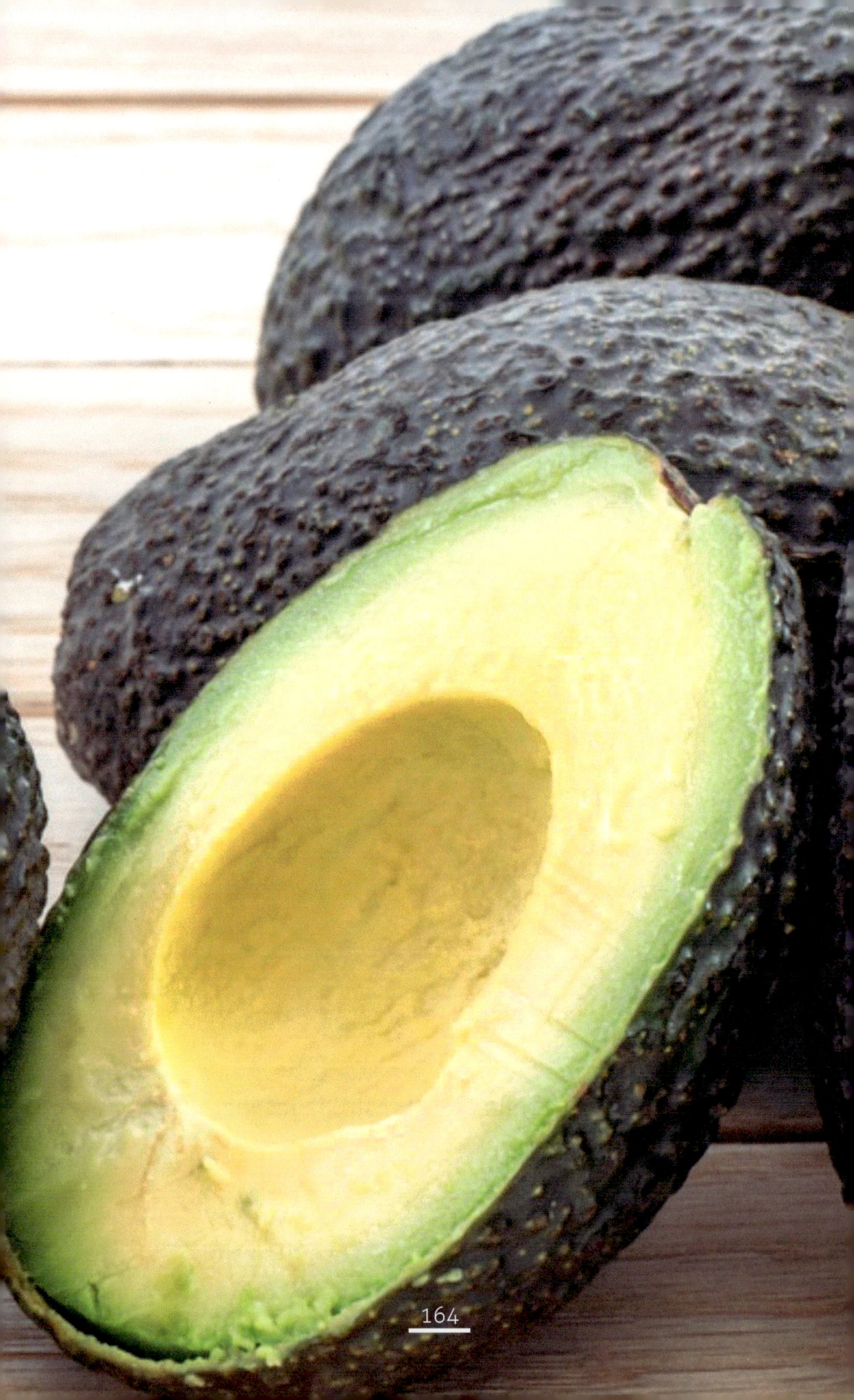

ENSALADA DE NUECES DEL NOGAL Y AGUACATE

Ingredientes:

- 1 Taza de quínua previamente dejada en agua por 8 horas, y enjuaga en el colador de malla fina.
- 2 Tazas de espinaca fresca
- 1 Taza de nueces, en este caso uso nuez del Nogal (en remojo durante 12 horas)
- 1/4 Cucharada de aceite de oliva
- 1 Taza de calabaza previamente cocida

Preparación de la vinagreta de limón:

- 2 Cucharadas de aceite de oliva
- 2 Cucharadas de jugo de limón
- 2 Dientes de ajo, prensado o picado
- 1 Cucharada de mostaza de Dijon
- 1/2 Cucharada de sal del Himalaya o sal celtica
- Pimienta negra recién molida, al gusto

Para cocinar la quínua:

1. Combinar la quinua previamente enjuagada y 1 taza de agua, en una cacerola mediana. Llevar la mezcla a ebullición a fuego medio-alto, a continuación, disminuir el calor para mantener un fuego lento. Cocine hasta que la quinua ha absorbido toda el agua, unos 15 minutos, reduciendo el calor conforme pasa el tiempo para mantener un fuego lento. Retirar del fuego, tapar y dejar que el resto de quinua durante 5 minutos, lo que le da tiempo para esponjar.

2. Mientras tanto, para preparar el aderezo: Mezcle el aceite de oliva, jugo de limón, el ajo, la mostaza y la sal. Sazone al gusto con pimienta recién molida negro.

3. Una vez que la quinua se realiza la cocción, revuelve con un tenedor y luego transfiérelo en su recipiente para servir. Agrega todo la vinagreta en la parte superior y revuelva para combinar. Añadir la calabaza picada y esperar unos minutos más para agregar las espinacas para que no se marchiten por completo. Mezcle de nuevo, sazonar al gusto con sal y pimienta adicional, si es necesario, y servir.

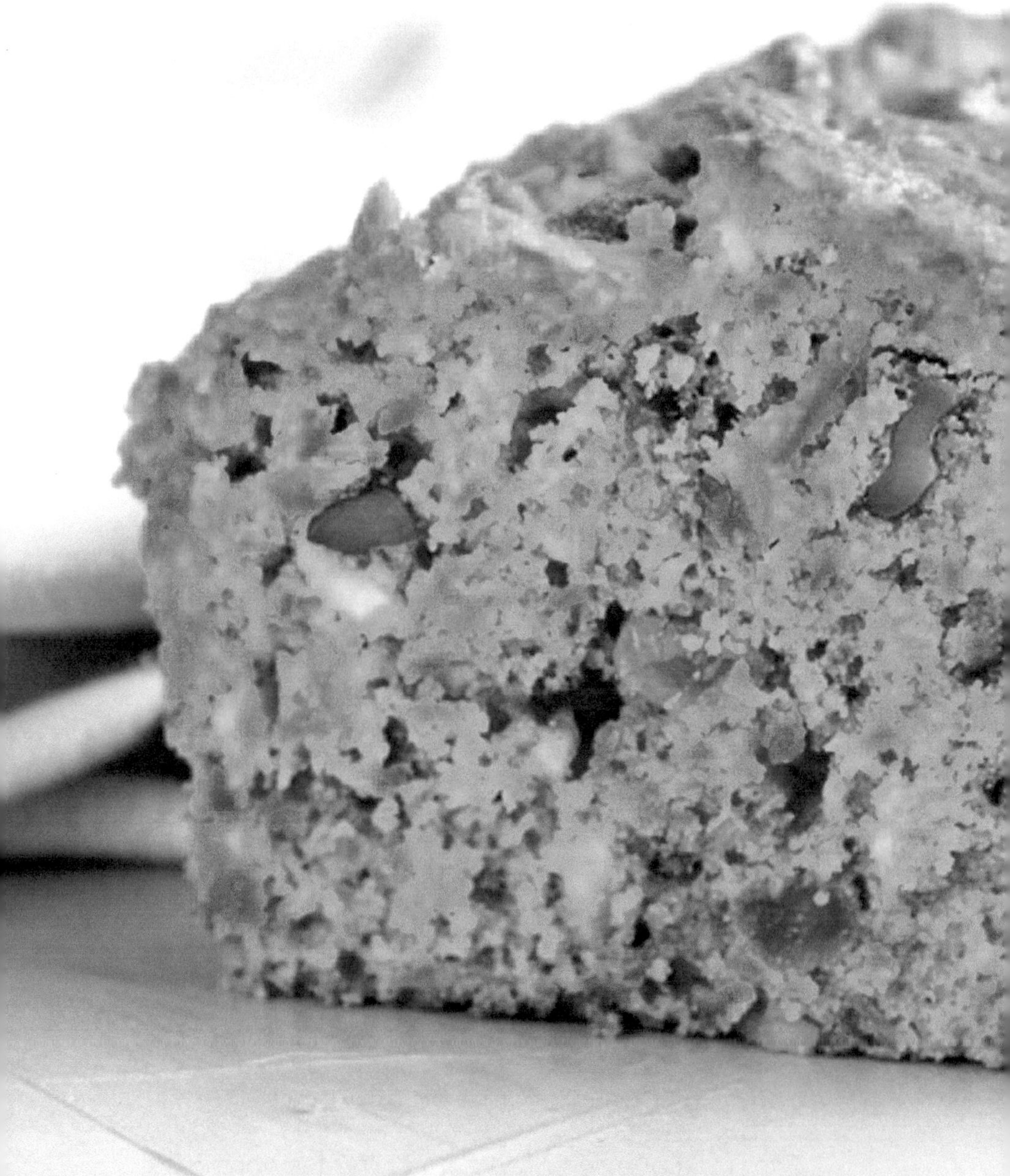

POSTRES O TARTAS

TORTA DE AHUYAMA O ZAPALLO

Ingredientes:

- 3 Tazas de ahuyama cocinada sin cáscara.
- 1/2 Taza de harina de quinoa
- 2 Huevos orgánicos
- 5 Cucharadas de aceite de coco
- 6 Ciruelas pasas
- 1 Rodaja grande de piña cocinada a fuego lento
- 1 Cucharada de estevia en extracto o en polvo
- 1 Cucharada de canela en polvo
- 5 Cucharadas de nueces o almendras previamente dejadas en agua por 12 horas

Preparación:

1. Se machaca la ahuyama.

2. Se corta en cuadritos la piña y las ciruelas.

3. Se mezclan todos los ingredientes.

4. Opcionalmente se pueden colocar una capa de nueces trituradas.

5. Se hornea a 300°F durante 1 hora.

Esperar a que se enfríe para cortar las porciones.

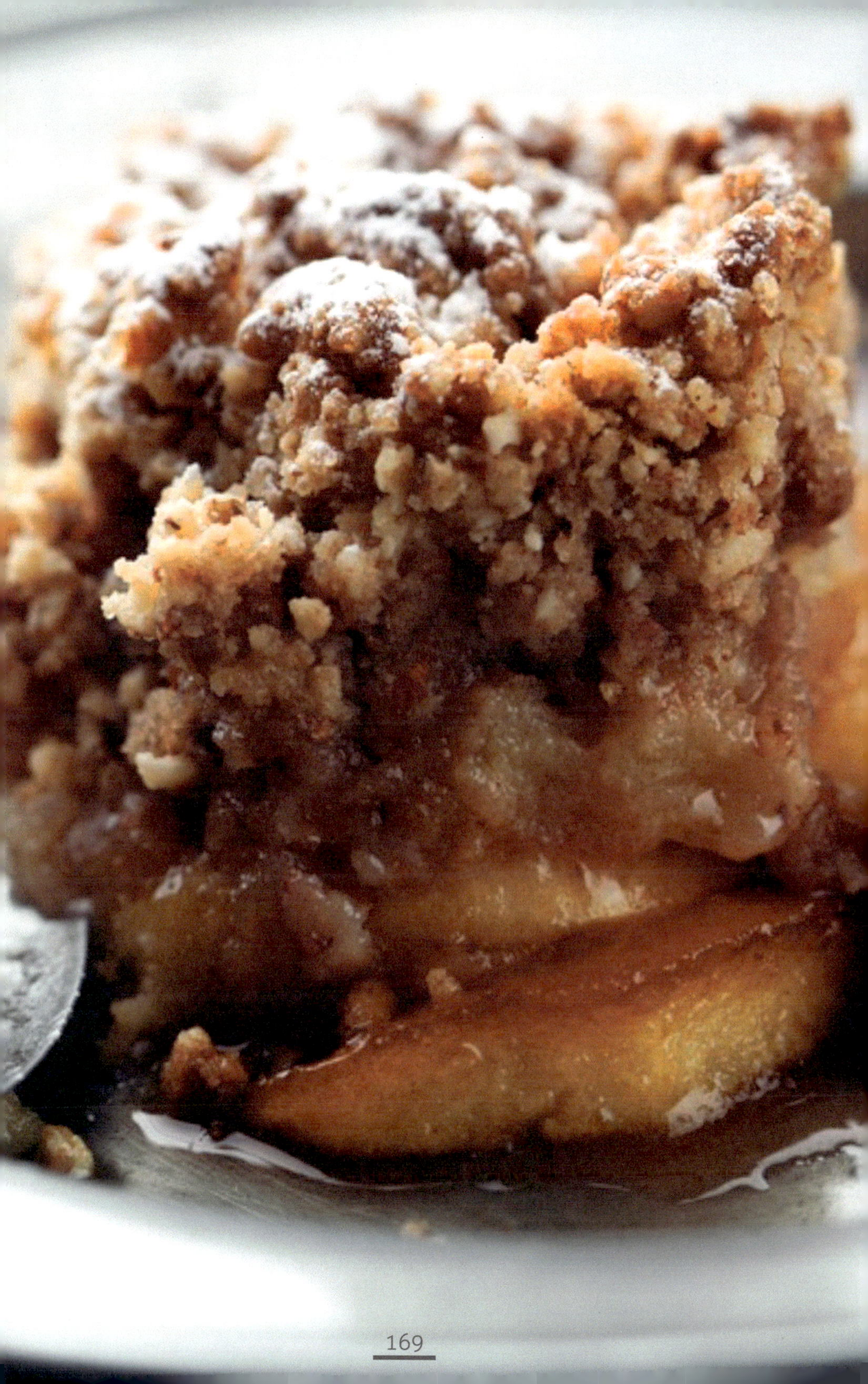

MANZANAS CRUJIENTES

Ingredientes:

- 6 Manzanas verdes o rojas
- 1/2 Limón o lima
- 1 ½ Taza harina de almendras
- 1 Taza nueces del Brazil o nueces del nogal picadas
- 1 Pizca nuez moscada
- 1/2 Cucharada de canela
- 4 Cucharadas de aceite de coco
- 1/4 Taza de agave crudo o azúcar de coco o estevia (si usas estevia, usa a tu gusto pero siempre pon un poco de mas)
- 1 Pizca sal del Himalaya

Preparación:

1. En una taza mezclar 4 cucharadas de aceite de coco derretido, 1/4 taza o un poco mas de azúcar de coco o agave o estevia, una pizca de nuez moscada, canela a gusto , 1 y 1/ 2 taza de harina de almendras.

2. Agregarle un puñado de almendras y nueces picadas

3. Pelar y cortar fino unas 5 o 6 manzanas verdes (siempre mezclo alguna roja) poner en el fondo de una asadera

4. Apretarlas un poco y cubrir por encima con la mezcla. Espolvorear con algunas almendras laminadas y poner al horno (previamente caliente a 300 F) por 1 hora.

Nota: Ideal para acompañar con helado crudo vegano o vegano.

REFERENCIAS

1. Abraham, Guy, and Jorge Flebas. "The effect of daily consumption of 2 liters ofelectrolyzed water for 2 months on body composition and several physiological parameters in four obese subjects: a preliminary report." Highbeam Research. Original Internist, 01 Sep 2011. Web. 2 Jul 2013. http://www.highbeam.com/doc/1G1-269433201.html [18/09/2017]

2. Beneficial psychological effects of a probiotic formulation (Lactobacillus helveticus R0052 and Bifidobacterium longum R0175) in healthy human . Michaël Messaoudi et al. Gut Microbes, Volume 2, Issue 4, 2011 pp. 256-261 [18/09/2017]

3. Bifidobacterium infantis 35624 modulates host inflammatory processes beyond the gut . David Grogeger etal. Gut Microbes. 2013 Jul 1; 4(4): 325–339 [18/09/2017]

4. Consumption of fermented milk product with probiotic modulates brain activity . Tillisch et al. Gastroenterology 2013 Jun;144(7):1394-401 [18/09/2017]

5. Cumulative Childhood Stress and Autoimmune Diseases in Adults. Shanta R. Dube, Psychosom Med. 2009 Feb; 71(2): 243–250. [18/09/2017]

6. Effects of the probiotic Bifidobacterium infantis in the maternal separation model of depression . (rat) Desbonnet L et al. Neuroscience. 2010 Nov 10;170(4):1179-88

7. Hippocrates Health Institute, www.hippocrateshealthinst.org

8. Kellman, R. (2015) Microbiome Medicine, How Bacteria Can Cure Us, United States of America. www.kellmancenter.com

9. Francino M.P. (2015) Antibiotics and the human gut microbiome: dysbioses and accumulation of resistances Front Microbiol (6)1543 [En línea] http://journal.frontiersin.org/article/10.3389/fmicb.2015.01543/full [18/09/2017].

10. Gundry, S. (2008) Dr. Gundry's Diet Evolution, United States of America, Crown Publishers.

1. Gundry, S. (2017) The Plant Paradox: The Hidden Dangers in Healthy Foods that cause Disease & Weight Gain , New York, NY, Harper Wave.

12. Hipócrates, se le suele atribuir esta cita "Toda enfermedad comienza en el intestino" pero, de hecho no es posible identificar esta frase en ninguno de sus escritos. Aunque es una frase muy certera y apropiada que esta muy acorde con la realidad.

13. Perlmutter, D. (2015) Alimenta tu cerebro, Penguin Random House: Colombia.

14. Synergy Worldwide, www.synergyworldwide.com, United States.

15. Rosborg, I, B Nihlgard, and L Gerhardsson. "Hair element concentrations in females in one acid and one alkaline area in southern Sweden." PubMed NCBI. Ambio, n.d. Web. 3 Jul 2013. http://www.ncbi.nlm.nih.gov/pubmed/14703901 [18/09/2017]

17. Wang et al "Intestinal REG3 Lectins Protect against Alcoholic Steatohepatitis by Reducing Mucosa-Associated Microbiota and Preventing Bacterial Translocation.". Cell Host & Microbe 19, 1–13. http://dx.doi.org/10.1016/j.chom.2016.01.003 [18/09/2017]

18. Willcox DC, Willcox BJ, He Q, Wang N-C, Suzuki M. They Really are that Old: A Validation Study of Centenarian Prevalence in Okinawa. Journal of Gerontology: Biological Sciences 2008; Vol. 63A, No. 4, 338–349 [18/09/2017]

19. SCIENTIFIC REVIEW OF EPA'S STANDARDS, Committee on Fluoride in Drinking Water, Board on Environmental Studies and Toxicology,Division on Earth and Life Studies,NATIONAL RESEARCH COUNCIL OF THE NATIONAL

ACADEMIES,THE NATIONAL ACADEMIES PRESS,Washington, D.C.,www.nap.edu.

20. X. Li et al. 1995; Zhao et al. 1996; Lu et al. 2000; Xiang et al. 2003a,b

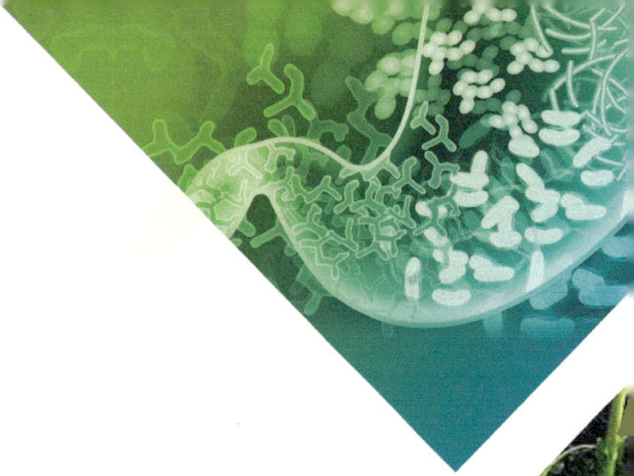
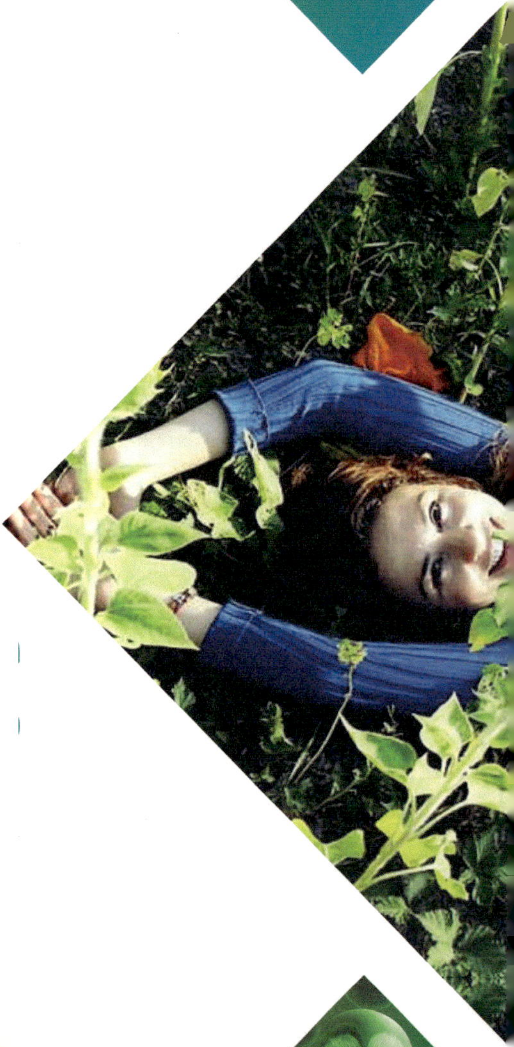
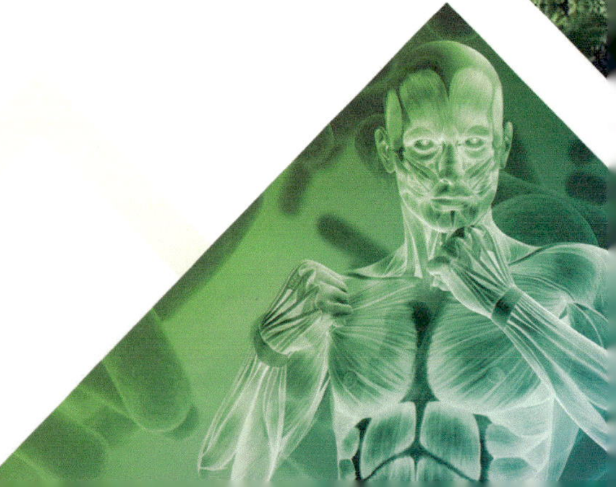

Made in United States
Troutdale, OR
11/11/2026

57125323R00107